MÉMOIRES

ET

OBSERVATIONS.

IMPRIMERIE DE E. J. BAILLY ET Cᵉ,
PLACE SORBONNE, 2.

MÉMOIRES

ET

OBSERVATIONS,

PAR

Philippe RICORD, D. M. P.;

CHIRURGIEN DE L'HÔPITAL DES VÉNÉRIENS DE PARIS,
PROFESSEUR PARTICULIER DE MÉDECINE OPÉRATOIRE, DE CLINIQUE
ET DE PATHOLOGIE SPÉCIALE;
MEMBRE DE PLUSIEURS SOCIÉTÉS SAVANTES.

PARIS,

CHEZ L'AUTEUR,

RUE DE SEINE SAINT-GERMAIN-DES PRÉS, 64.

1834.

Toutes les personnes qui fréquentent ma clinique de l'hôpital des vénériens, ayant désiré voir réunies les différentes publications que j'ai faites, j'ai dû céder à ce désir, espérant obtenir, pour l'ensemble, l'indulgence qu'on m'a déjà accordé pour chaque fragment en particulier.

Toutes les personnes qui fréquentent ma clinique de l'hôpital des vénériens, ayant désiré voir réunies les différentes publications que j'ai faites, j'ai dû céder à ce désir, espérant obtenir, pour l'ensemble, l'indulgence qu'on m'a déjà accordée pour chaque fragment en particulier.

MÉMOIRE

SUR QUELQUES FAITS OBSERVÉS

A

L'HOPITAL DES VÉNÉRIENS.

Extrait des Mémoires de l'Académie royale de médecine.

Chargé d'un service nombreux à l'hôpital des vénériens, j'ai pu, par le mouvement qui s'opère dans mes salles, voir un grand nombre de malades, et faire ainsi quelques observations qui m'ont conduit à des résultats que je viens soumettre aujourd'hui au jugement de l'Académie.

Je crois pouvoir affirmer que sur cent malades du sexe féminin, couchées à l'hôpital des vénériens, soixante sont affectées d'écoulemens soit aigus, soit chroniques (1); les blennorrhées toutefois étant bien plus communes que les blennorrhagies.

La plupart des malades affectées d'écoulemens chroniques ne sont envoyées à l'hôpital par les dispensaires que lorsqu'elles présentent d'autres symptômes, soit primitifs, soit secondaires, de syphilis. Aussi, lorsque dans les premiers temps nous interrogions les femmes à leur entrée, et que nous nous apercevions des écoulemens dont elles étaient affectées, elles se hâtaient de nous dire qu'elles avaient des flueurs blanches depuis plusieurs

(1) Les relevés ont été faits par M. Chandru, élève interne attaché à mon service, et dont j'aime, dans cette circonstance, à louer le zèle et l'instruction

années, et que tous les traitemens faits jusque là avaient été infructueux. Il paraîtrait, en effet, que, dans un grand nombre de cas, une infinité de moyens ayant été employés sans succès, on avait renoncé chez elles à tout traitement, et qu'on les renvoyait le plus ordinairement de l'hôpital avec leurs blennorrhées, dès que les autres symptômes avaient disparu.

On sait, et l'expérience de tous les jours le confirme, que les femmes sous la surveillance de la police traitent, en général, avec la plus grande légèreté la maladie vénérienne, dont elles ne s'occuperaient même pas s'il n'existait des dispensaires pour les arrêter lorsqu'elles peuvent devenir des foyers d'infection. Cette insouciance, il faut le dire, tient à ce que les trois quarts des symptômes, chez elles, ont lieu sans produire de douleur, de gêne même, et qu'elles cherchent, tant qu'elles le peuvent, à prolonger leurs débauches, sans s'occuper du traitement; celui-ci, du reste, devant les priver plus ou moins long-temps de l'exercice de leur honteuse profession, sans cependant les mettre à l'abri d'une nouvelle affection, qui souvent peut survenir le lendemain même du jour de leur guérison. De là, leur répugnance à entrer dans les hôpitaux; de là leur désir, quand elles y sont, d'en sortir au plus vite, guéries ou non. Personne n'ignore, en effet, toutes les ruses, tous les moyens souvent ingénieux qu'elles emploient pour tromper l'attention du médecin, et dissimuler les symptômes qui pourraient les retenir dans un hôpital qu'elles regardent plutôt comme une prison que comme un lieu destiné à leur rendre une santé dont elles sont du reste si prodigues.

D'un autre côté, tandis que ces femmes n'aspirent qu'après le jour de leur sortie, les malades reçues dans les salles du civil demandent avec instance d'être retenues jusqu'à guérison parfaite; celles-ci, loin de cacher un symptôme, s'efforcent de les dévoiler tous; et souvent même, non contentes d'exagérer ceux qui existent, elles en accusent qui ne sont que le fruit de leur imagination effrayée, ou le résultat d'un calcul fait pour obtenir un séjour prolongé à l'hôpital.

Au milieu de ces difficultés, pour déjouer la ruse et ne pas s'en laisser imposer par des plaintes trompeuses, le seul parti à prend e était de soumettre les malades à un examen scrupuleux des organes de la génération. Pour cela, comme on le faisait avant moi, je plaçai les malades sur un lit semblable à celui qu'on emploie pour l'opération des tailles périnéales, lit servant aussi, à l'hôpital, pour l'excision des végétations; et mettant les membres pelviens dans la demi-flexion et dans l'abduction, les parties génitales étaientexaminées avec beaucoup de soin; mais l'examen ne pouvait avoir lieu, sur un grand nombre, par la disposition des parties, que jusqu'au niveau des caroncules myrtiformes, et chez les autres seulement un peu au dessus d'elles; en sorte que de cette manière plus de la moitié supérieure du vagin et le col de l'utérus échappaient à cette investigation, qui, au jour de la sortie, allait faire souvent accorder, à tort, un certificat de santé.

Convaincu de l'insuffisance de ce mode d'exploration, je pris le parti de ne plus laisser sortir une malade sans l'examiner non-seulement à l'extérieur, mais encore à l'intérieur, à l'aide du spéculum, instrument propre à rendre visibles les parties les plus profondes du vagin, ainsi que le col de l'utérus lui-même. Le moyen n'était pas neuf sans doute; mais son application générale, et sans exception, l'était incontestablement. Dès lors je pus affirmer qu'il n'était plus possible d'établir un diagnostic rigoureux, en fait de maladie vénérienne chez les femmes, sans avoir recours à ce moyen d'exploration; dès lors je m'expliquai comment des femmes réputées saines avaient communiqué du mal, et comment un grand nombre qui conservaient des écoulemens étaient restées des foyers permanens d'infection; dès lors enfin je pus bien étudier la blennorrhagie, la blennorrhée, et constater la fréquence des différentes ulcérations, des végétations, etc., sur le col de la matrice ou dans la profondeur du vagin.

Les résultats que j'ai ainsi obtenus m'ont conduit à conclure que les dispensaires établis par la police pour les filles publiques ne seraient que des garanties illusoires tant qu'elles n'y seraient pas examinées au spéculum sans exception; tandis qu'au contraire, en employant cet instrument chez toutes les femmes suspectes, et en ne s'en tenant plus au seul examen extérieur, *on pourrait, en envoyant dans les hôpitaux le grand nombre qu'on trouverait ainsi malades, et dont auparavant on ne se serait pas douté, diminuer d'une manière prodigieuse le nombre des maladies vénériennes.*

Je n'ai pas l'intention de traiter ici de tous les symptômes locaux extérieurs, des symptômes généraux et sympathiques; des complications et de la marche de la blennorrhagie, de la blennorrhée; des différentes espèces d'ulcérations que tous les auteurs ont plus ou moins bien décrites; je ne veux signaler que les points sur lesquels on n'a pas assez insisté ou qui semblent n'avoir pas été connus.

Toute la membrane muqueuse génito-urinaire peut être le siége d'un écoulement blennorrhagique; c'est un fait aujourd'hui généralement admis; mais quelques points de l'étendue de cette surface muqueuse le sont beaucoup moins souvent que d'autres; cependant l'observation de deux cents malades m'a appris qu'ils l'étaient encore plus qu'on ne l'avait cru; j'ai été étonné effectivement de la fréquence des blennorrhagies uréthrales, et je n'ai jamais pu concevoir comment Swediaur avait même nié son existence, et comment des auteurs modernes du plus grand mérite l'avaient considérée comme *très rare*. Il est vrai que souvent il m'a fallu la rechercher avec soin; le pus séjournant peu dans un canal très court, placé obliquement, de manière à favoriser son écoulement par la position déclive du méat urinaire, et étant, du reste, entraîné à chaque instant, par l'urine dont l'émission est fréquente dans beaucoup de cas, ou semblant venir des parties voisines de l'urèthre. Mais, tenant compte de toutes les circonstances, et faisant mes recherches en temps opportun, le doigt indicateur introduit profondément dans le vagin, et comprimant l'urèthre d'arrière en avant, j'ai fait sortir du pus, ou de la matière blennorrhagique, *huit fois* au moins sur douze. Dans la majorité des cas l'affection du vagin l'emportait sur celle de l'urèthre; mais dans quelques uns l'urithrite semblait prédominer (1).

Toutes les femmes ayant des écoulemens purulens par l'urèthre, en même temps que par le vagin, m'ont dit qu'ils leur avaient été communiqués; aucune ne les a rapportés aux flueurs blanches. En conséquence, quoi qu'en aient dit quelques auteurs,

(1) Dans tous les cas dont il s'agit ici, il y avait, comme on le voit, blennorrhagie uréthro-vaginale; mais depuis la lecture de ce Mémoire, j'ai vu deux cas de blennorhagie purement uréthrale, le vagin étant parfaitement sain.

la présence de ces écoulemens uréthraux pourra, dans un grand nombre de cas, éclairer le diagnostic.

J'ai souvent trouvé que les bubons à l'état aigu coïncidaient avec les blennorrhagies uréthro-vaginales, alors qu'il n'existait ni chancres, ni ulcérations sur aucun autre point des parties génitales. Jusqu'à présent je n'ai pas trouvé la même coïncidence entre les écoulemens du vagin seul et les bubons.

En examinant le vagin au spéculum, à l'état aigu, j'ai trouvé :

1° La membrane muqueuse seulement plus rouge dans toute son étendue qu'à l'état normal.

2° Chez quelques malades cette rougeur, accompagnée de beaucoup de chaleur, de sensibilité et d'une sorte de tuméfaction, pourrait se rapporter à ce que Fabre appelait la gonorrhée érysipélateuse, et nous l'avons vue se terminer par une sorte de résolution, sans donner lieu à aucune sécrétion; mais dans la majorité des cas elle a été la première période de l'écoulement.

3° Sur plusieurs femmes il existait des plaques saillantes, de grandeur variée, et dont la rougeur était fort tranchée et nettement limitée, tandis que le reste du vagin conservait sa couleur normale rose plus ou moins pâle.

4° Chez quelques unes la muqueuse vaginale présentait une foule de papules rougeâtres; chez d'autres elle était seulement tachetée.

5° Ces différens états, du reste, coïncidaient avec des sécrétions vaginales de plusieurs espèces : les unes muqueuses transparentes, les autres séreuses et roussâtres, d'autres enfin purulentes.

6° Chez quelques unes de celles chez lesquelles l'écoulement était roussâtre, quelquefois il devenait sanguinolent; mais alors, dans les parties plus rouges l'épithélium manquait; il y avait érosion de la muqueuse; cependant le plus souvent ces érosions donnaient lieu à une sécrétion purulente.

7° Chez une malade d'un tempérament lymphatique prononcé, nous avons trouvé, dans une vaginite aiguë, le vagin tapissé de bourgeons charnus semblables aux bourgeons *luxurieux* qui se développent sur les plaies scrophuleuses; cette malade était affectée d'un écoulement purulent très abondant. Cet état moins prononcé et semblant dépendre d'un développement des follicules muqueux enflammés, nous l'avons trouvé sur plusieurs malades affectées aussi d'écoulemens purulens.

8° Trois malades affectées d'écoulemens purulens récens, et envoyées à l'hôpital comme ayant des blennorrhagies, avaient des ulcérations du vagin de trois à six lignes de diamètre : ulcérations un peu infundibuliformes, à bords taillés à pic et à fond grisâtre. Il n'existait rien aux parties génitales externes.

9° Les différentes lésions que nous venons de signaler dans le vagin, nous les avons rencontrées sur la membrane muqueuse du col de l'utérus, qui, dans un assez grand nombre de cas, nous a paru seule malade ; quelquefois cependant la portion du vagin qui recouvre immédiatement le museau de tanche, était affectée en même temps, mais d'une manière très évidente, de telle sorte qu'en découvrant le col utérin à l'aide du spéculum brisé, on aurait cru voir un gland et son prépuce affectés de balanite. On sait, du reste, que Hunter a comparé la blennorrhagie des femmes à la balanite des hommes.

10° Avec l'inflammation de la membrane muqueuse, nous avons souvent trouvé le col hypertrophié ; et dans quelques circonstances, le corps même de la matrice a paru comme légèrement tuméfié : les sécrétions fournies par la muqueuse du col ont été les mêmes que celles du vagin.

11° Mais, sur beaucoup de malades présentant, à leur arrivée à l'hôpital, des matières puriformes à l'entrée de la vulve, sans qu'il y eût des symptômes d'inflammation aux parties génitales internes, malades qui ne faisaient remonter la date de leurs écoulemens qu'à peu de jours, le vagin a été trouvé sain dans toute son étendue ; tandis que le museau de tanche, tuméfié et rouge autour de son orifice, laissait échapper de sa cavité ou de celle du corps de l'utérus des mucosités puriformes en très grande abondance : ici, du reste, comme l'avait déjà signalé Brugnone, la blennorrhagie semblait être uniquement utérine.

12° Une observation que nous avons faite sur plus de cent malades, c'est que les sécrétions utérines simplement muqueuses, ou mucoso-purulentes, qui se rencontrent si souvent avec les autres affections du vagin ou du col, et qu'on désigne fréquemment sous le nom de flueurs blanches, ont toujours une consistance glaireuse ou de blanc d'œuf, c'est-à-dire, qu'elles sont réunis en flocons, ce qui les distingue de celles du vagin, qui semblent ne pas s'agglomérer.

13° A l'état aigu, j'ai trouvé sur le col de l'utérus des ulcérations siégeant, dix-neuf fois sur vingt, à l'orifice, et une fois sur la circonférence du col, plus ou moins près du cul-de-sac dont le vagin entoure supérieurement le museau de tanche. De ces dernières, dont j'ai six exemples, quatre siégeaient sur la face antérieure, et deux sur la postérieure. On conçoit, en effet, que si ces ulcérations ont été la suite, comme je le pense, d'une infection directe, elles ont dû se produire plus aisément sur la face antérieure que sur la face postérieure, les filles publiques présentant assez souvent un peu d'antéversion, ce qui fait que la face postérieure du col est dirigée en haut, tandis que la face antérieure, placée en bas, se trouve en rapport avec le pénis, qui tend lui-même à produire ce renversement.

14° Mais les ulcérations que nous trouvons si fréquemment sur le col de la matrice, quel que soit leur siége précis, peuvent être dix-huit fois sur vingt rapportées à l'ulcère saillant, à l'*ulcus elevatum*; souvent ce sont des espèces de bourgeons charnus, des tubercules muqueux; d'autres fois des granulations réunies en groupes; enfin sur une malade il existait de véritables pustules, ayant un sommet blanc et comme pultacé. Chez quelques unes, il y avait érosion de la muqueuse, comme celles que nous avons déjà signalées pour le vagin; mais enfin, chez d'autres, et nous en possédons six observations, les ulcérations près de l'orifice, filant dans la cavité ou placées sur la circonférence du col, nous ont présenté tous les caractères attribués aux véritables chancres syphilitiques. Il faut rappeler encore ici que, chez ces malades, aucuns symptômes extérieurs, ni aucunes plaintes n'auraient pu faire soupçonner ces lésions.

Si nous quittons l'état aigu pour nous occuper de l'état chronique, nous trouvons :

1° Ce fait bien remarquable, que dans la blennorrhagie vaginale, la partie postérieure du vagin est plus malade que sa partie antérieure, tandis que le plus ordinairement le contraire a lieu à l'état aigu.

2° Chez quelques malades, la muqueuse vaginale blanchâtre, comme granulée, fournit une sécrétion lactiforme, tachant le linge en blanc; sécrétion qui devient comme caséeuse chez d'autres, surtout quand elle est en contact avec l'air, ou lorsqu'elle tend à se tarir; vue autour du col de la matrice, elle ressemble beaucoup à la sécrétion sébacée qu'on rencontre chez l'homme entre le gland et le prépuce; cet état peut être rapporté aux flueurs blanches.

3° La muqueuse vaginale laisse encore suinter un fluide séreux tachant aussi le linge en blanc, ayant quelquefois une zône brune.

4° Mais le plus souvent, dans les blennorrhées, chez les femmes que nous avons observées, les sécrétions vaginales étaient purulentes, jaunes ou verdâtres; alors la membrane muqueuse a été quelquefois pâle et unie, d'autres fois épaissie dans des points différens, comme privée d'épithélium, souvent tomenteuse, rougeâtre, comme ramollie et pouvant être comparée à la conjonctive dans le cas d'ophthalmie chronique ou d'éraillement des paupières; cet état tomenteux a surtout été très remarquable sur une malade chez laquelle, chaque fois que, pour enlever les mucosités, nous passions, même très légèrement, un pinceau de charpie sur le col, celui-ci saignait avec la plus grande facilité, sans cependant qu'il y eût d'ulcération; cette femme avait en même temps sécrétion vaginale purulente et catarrhe utérin purulent très abondant.

5° Deux malades ont présenté des plaques dans la partie postérieure et la plus reculée du vagin, beaucoup plus rouges que le reste de la membrane muqueuse, saignant avec facilité et donnant lieu à une sécrétion purulente. Ces plaques étaient très superficiellement ulcérées, et m'ont fait croire, avant que j'eusse examiné au spéculum, à une perte utérine légère.

6° Avec la blennorrhagie, nous avons trouvé des végétations granulées, des végétations pédiculées, de vrais choux-fleurs dans toute l'étendue du vagin, sur tous les points de la région vaginale de l'utérus; tantôt le vagin seul a été pris, tantôt le col de l'utérus en a été le siége unique. Sur quelques malades, rien à l'extérieur n'annonçait d'une manière positive l'existence profonde de ces végétations : un écoulement plus ou moins puriforme et chronique était le seul symptôme. Sur une de ces malades, il existait à la base d'une végétation siégeant à deux pouces en arrière des caroncules myrtiformes, une ulcération profonde, à bords taillés à pic, mais allongée, irrégulière et semblant être le résultat d'une déchirure; en un mot, un chancre dit mécanique.

7° A l'état chronique, et sur le plus grand nombre des malades, nous avons trouvé des catarrhes utérins : les mucosités sortant de l'orifice étaient tantôt transparentes et ressemblant au blanc d'œuf, la muqueuse du col était le plus ordinairement pâle et sans tuméfaction au museau de tanche; tantôt les mucosités étaient opalines, et, dans ces cas, souvent il y avait de la rougeur sur le col ou même des ulcérations légères de l'orifice; d'autres fois enfin, les mucosités étaient purulentes, et alors fréquemment le col était rouge, hyperthrophié; il existait des érosions autour de l'orifice utérin, ou bien de véritables ulcérations, soit saillantes, soit profondes, comme celles dont nous avons déjà parlé plus haut.

8° Chez une malade qui avait fait beaucoup d'enfans, et chez laquelle le col était très développé et avait un orifice très large, on ne voyait rien à l'extérieur; mais en écartant les lèvres du museau de tanche, à l'aide du spéculum brisé, on apercevait sur leur face intérieure des ulcérations qui filaient dans la cavité du col.

9° Toutes ces différentes ulcérations nous ont paru la source la plus commune des écoulemens intarissables que le nom trompeur de flueurs blanches n'empêche pas d'être contagieux.

10° Enfin, chez quelques femmes, les mucosités purulentes sortant de l'orifice utérin ont été le seul symptôme appréciable.

Deux autopsies, que j'ai faites à l'hôpital des vénériens, m'ont permis de disséquer, sur une femme qu'on avait crue affectée seulement de blennorrhagie, une ulcération arrondie infundibuliforme, à bords taillés à pic, à fond noirâtre sur le cadavre, à base dure, et siégeant à un pouce et demi environ en arrière des caroncules myrtiformes; sur l'autre, deux ulcérations ayant les caractères de la précédente, moins la forme, qui était irrégulièrement allongée, l'une sur la lèvre antérieure du museau de tanche, l'autre montant dans sa cavité : cette dernière cependant était un peu plus arrondie. Dans ces ulcérations et dans l'engorgement de leur base, rien ne se rapportait, soit au cancer, soit au squirrhe.

Quant à la contagion des différentes lésions que nous avons rapidement énumérées, voici ce que nous avons eu l'occasion d'observer jusqu'à présent.

Une fille de la police, en traitement depuis plus d'un mois pour une ulcération saillante, mais peu étendue, de la commissure gauche des lèvres du museau de tanche, ayant en même temps un peu de catarrhe utérin opaque légèrement purulent, sans sécrétions vaginales très prononcées, fut examinée au spéculum le jour de sa sortie. La vulve fut trouvée saine, ainsi que les parties voisines et le vagin; le col de l'utérus était sain aussi et d'un volume normal; seulement l'ulcération de l'orifice n'était pas complètement cicatrisée; il restait un point, de l'étendue de la tête d'une grosse épingle, qui nous parut pourtant près de se cicatriser; les mucosités que laissait échapper l'utérus étaient tranparentes. La malade fut considérée à tort comme guérie, et je la renvoyai. Un étudiant en médecine, de mes élèves, qui l'avait connue, et qui depuis long-temps n'avait pas vu de femmes, eut, au moment de sa sortie, des rapports avec elle, et contracta un *ulcus elevatum* à la base du gland et un bubon. La malade revint à l'hôpital le surlendemain; nous l'examinâmes avec soin au spéculum, et nous ne trouvâmes rien à l'extérieur ni à l'entrée de la vulve; le vagin était encore sain; mais le col de l'utérus était rouge, il semblait un peu gonflé, la cicatrice de l'ulcération rompue, et celle-ci, doublée d'étendue, sécrétait une matière puriforme. La malade fut gardée à l'hôpital et renvoyée plus tard parfaitement guérie.

Une femme entrée récemment dans les salles du civil, affectée d'ulcération profonde de l'orifice utérin, mais peu étendue en surface, et donnant lieu à un écoulement purulent, sans qu'il y eût rien à la vulve ni au vagin, nous a dit que son mari avait un chancre : cet homme se trouvant aussi à l'hôpital des vénériens, on a pu constater chez lui l'existence d'un chancre au méat urinaire.

Trois malades, deux dans les salles du civil et une à la police, affectées de blennorrhée purulente coïncidant avec des granulations rouges et ulcérées de l'orifice utérin, mais sans chancre à la vulve ni au vagin, nous ont dit spontanément, en demandant avec instance leur guérison, que toutes les fois qu'elles avaient des rapports avec des hommes, elles leur communiquaient des blennorrhagies très intenses, mais jamais des chancres.

En résumant les faits que nous avons observés dans l'espace de six mois, sur cent soixante malades, se renouvelant par quinzaine tous les huit jours, nous avons trouvé :

1° Que la vulve était plus souvent affectée dans la blennorhagie que dans la blennorrhée ;

2° Que, dans les écoulemens chroniques, les parties profondes du vagin, le col de l'utérus et sa cavité étaient au contraire plus fréquemment malades ;

3° Que les différentes ulcérations étaient plus fréquentes dans les parties de la vulve situées au devant des caroncules myrtiformes, puis sur le col de l'utérus, et en dernier lieu dans les parties profondes du vagin ;

4° Que les végétations se rencontraient dans l'ordre suivant : vulve, vagin, utérus ;

5° Que les différentes lésions, à l'état aigu, pouvaient exister en même temps sur différens points ;

6° Que des affections aiguës s'associaient à d'autres chroniques préexistantes, guérissaient promptement, sans que ces dernières en eussent été influencées ;

7° Que, dans quelques cas au contraire, l'état chronique était avivé par la maladie récente, ce qui rendait le plus ordinairement le cas plus grave ;

8° Que les différentes lésions tendaient à produire des lésions semblables par la contagion (1), et qu'au moins jusqu'à nouvel ordre, il ne fallait pas admettre qu'une simple blennorrhagie chez une femme pouvait donner lieu à des chancres chez l'homme.

9° Enfin, qu'une femme affectée de blennorrhagie et de chancres

(1) M. Pailloux, élève interne très-distingué des hôpitaux, qui a été attaché à mon service, a recueilli avec soin, dans les salles des hommes et dans celles des femmes dont je suis chargé, des observations très précieuses sous ce rapport.

pouvait, en communiquant avec plusieurs hommes, donner des blennorrhagies seules, des chancres seuls, ou ces deux affections à la fois.

Arrivant à quelques points du traitement des différentes lésions dont la vulve, le vagin et la matrice peuvent être le siége, qu'il me soit permis de dire que, placé à l'hôpital des vénériens sans idées préconçues et sans méthode exclusive, mon intention est d'observer rigoureusement les faits, en profitant toutefois des théories modernes et de l'expérience des anciens observateurs.

N'admettant point avec Daran, si justement blâmé par Fabre, que tous les écoulemens chez les femmes, aigus ou chroniques, sont de nature syphilitique, et qu'il n'est pas de flueurs blanches, quelle que soit l'époque de leur origine, qui ne tiennent à un principe vénérien; je crois cependant qu'il est sage, lors même qu'on penserait, avec Hernandez, que la gonorrhée n'est point identique avec la vérole, de regarder avec méfiance tout écoulement anormal se faisant par la vulve, surtout chez les femmes publiques, attendu que ces écoulemens, quelle que soit leur nature, sont le plus ordinairement contagieux. Mais si nous voulons que tout écoulement soit soigneusement traité, admettant, avec Bell et autres, que le traitement local est le plus efficace et doit être mis en première ligne, nous en employons un qui n'a rien de spécifique, rien qui s'applique plutôt au principe syphilitique qu'à tout autre, et que nous pouvons, en le modifiant, appliquer à tout les cas, sauf à combattre ensuite par des moyens généraux le principe particulier ou les complications spéciales de tel ou tel écoulement.

A l'état aigu, quels qu'aient été les symptômes et leur cause, les antiphlogistiques nous ont bien réussi; mais surtout nous avons retiré un grand avantage dans beaucoup de circonstances des saignées du bras, tant recommandées, et à si juste titre, par des praticiens distingués. En effet, comme comme cela a été tant de fois prouvé dans des leçons de cliniques, les saignées du bras, pour les maladies du bassin, surtout pour celles de l'utérus et de ses annexes, l'emportent de beaucoup sur les sangsues appliquées au voisinage des parties malades. Toutefois, lorsque les sangsues ont été nécessaires, nous en avons toujours fait faire l'application, pour les maladies de la vulve, du vagin et de l'utérus, au dessus des ligamens de Fallope, et pour celles de l'anus et du rectum, à la région sacrée. De cette manière, nous évitons que les sécrétions virulentes des parties génitales ou de l'anus n'atteignent les piqûres de sangsues et ne transforment celles-ci en ulcères très longs et très difficiles à guérir, ce qui nous est souvent arrivé dans les commencemens, où nous faisions mettre les sangsues au pli des cuisses ou à l'anus chez des malades affectés d'écoulemens virulens.

D'après les mêmes principes, nous avons eu de préférence recours aux bains entiers, ils valent généralement mieux que les bains de siége, qui souvent produisent des congestions sur le bassin.

Les injections émollientes sont quelquefois nuisibles à cause de l'introduction du bec de la seringue ; nous les remplaçons alors avec avantage par la charpie trempée dans des décoctions émollientes, placée à l'entrée de la vulve et souvent renouvelée ; car la chaleur des parties fait promptement aigrir ces décoctions, et les rend irritantes.

Je n'insisterai pas davantage sur ce qui regarde l'état aigu des écoulemens ou des autres lésions des parties génitales ; je le répète, mon intention n'est point ici de faire un traité *ex professo*, mais seulement d'indiquer quelques points qui m'ont paru mériter l'attention.

Aussitôt que l'état aigu est dissipé, que l'introduction du spéculum est possible sans beaucoup de douleur, il faut explorer le vagin et le col de l'utérus, afin de savoir s'il n'existe pas quelque indication particulière à remplir, telle que l'excision de végétations, la cautérisation de ces mêmes végétations, lorsqu'elles ne peuvent pas être coupées, la cautérisation des différentes ulcérations situées profondément, et enfin le traitement des écoulemens du vagin et de l'utérus.

Pour l'exploration du vagin, un spéculum plein, de volume proportionné aux parties, est préférable ; il permet de voir successivement toute la muqueuse vaginale qui se déplisse devant lui à mesure qu'on l'enfonce ; mais, pour l'exploration du col utérin, le spéculum brisé convient mieux : car il m'est arrivé, avec le spéculum plein, de ne pas voir des ulcères siégeant sur la face postérieure du col de la matrice, ou de laisser échapper d'autres ulcérations siégeant dans le cul-de-sac du vagin, autour du museau de tanche, ou même de ne pas pouvoir engager le museau de tanche dans l'ouverture de l'instrument.

Une observation que nous avons été à même de faire bien des fois, c'est que le col de l'utérus, examiné avec le spéculum brisé, n'a pas la même apparence ni la même forme qu'avec le spéculum plein : il faut tenir compte de ces différences; car, avec le premier instrument, le museau de tanche pourra paraître hypertrophié, tandis qu'avec le second, il paraîtra d'un volume normal.

Voici, du reste, le traitement local qui nous permet de renvoyer guéries le plus grand nombre des femmes affectées d'écoulemens anciens et rebelles, simples ou compliqués, de lésions du vagin, du museau de tanche, et dans quelques circonstances de lésions de la cavité utérine.

J'ai presque généralement renoncé aux injections. Avant que nous ne fussions aussi scrupuleux dans nos examens et dans nos renvois, les femmes, faisant peu d'attention à leurs écoulemens, ne se donnaient jamais la peine de faire ces injections; depuis qu'elles furent bien convaincues qu'elles ne sortiraient de l'hôpital qu'après guérison parfaite, elles s'y soumirent pour la plupart avec régularité; mais dans le plus grand nombre des cas sans aucuns résultats satisfaisans, et cela se conçoit : chez beaucoup de malades, l'injection ne vas pas jusqu'au col utérin. M. Parent du Châtelet m'a dit s'être assuré de ce fait, en plaçant sur le museau de tanche un tampon de charpie et en faisant faire ensuite une injection colorée qui n'avait pas teint la charpie. Je sais cependant qu'on peut faire arriver les injections dans les parties les plus profondes du vagin, en plaçant le bassin de manière que sa partie supérieure devienne momentanément son point le plus déclive, mais lors même que les injections seraient bien faites, le liquide séjournant trop peu de temps, n'agit que peu ou même pas du tout; aussi ai-je donné la préférence à l'application permanente des liquides au moyen de charpie (1), qui en est imbibée : charpie que je porte sur tous les points malades de la profondeur

(1) Quelques personnes ont employé des éponges.

du vagin; et que je laisse à demeure douze ou vingt-quatre heures, selon l'état des parties et le plus ou moins d'abondance des sécrétions.

Ainsi, s'agit-il d'un écoulement vaginal sans lésions de la muqueuse? si cet écoulement est peu fort, on introduit, à l'aide du spéculum plein, dans la cavité du vagin, un tampon de charpie trempé dans une solution concentrée d'acétate de plomb (1), et on ne le remplace que vingt-quatre heures après. L'écoulement est-il abondant? le tampon, placé de la même manière, est renouvelé deux fois par jour. Un grand nombre de malades, auxquelles depuis long-temps nous faisions prendre des injections astringentes de toute espèce sans succès, sont sorties guéries après une quinzaine de jours de ce traitement seul, aidé du repos et du régime.

La muqueuse est-elle recouverte de saillies semblables à des bourgeons charnus blafards? est-elle ramollie, tomenteuse? l'introduction d'un tampon de charpie trempé dans un mélange de douze parties d'eau pour une partie de nitrate acide de mercure, et laissé, selon les cas, dix minutes, un quart d'heure, demi-heure, une heure et même plus, pour être ensuite remplacée par le tampon d'eau blanche, nous a encore souvent bien réussi. Il faut ici, pour la durée du séjour du nitrate acide de mercure étendu, tenir compte de l'état des parties, et le laisser d'autant moins qu'on aura affaire, sur des femmes plus irritables, à une lésion voisine de l'état aigu; autrement on peut produire plus d'irritation qu'on ne désire pour donner un coup de fouet à l'état chronique, et faire ainsi plus de mal que de bien.

A t-on affaire à des ulcérations du vagin ou de l'utérus? très souvent le pansement avec le tampon d'eau blanche, porté sur elles, suffit pour les faire cicatriser. Sont-elles accompagnées d'engorgement du tissu sur lequel elles siégent? de petites saignées révulsives sont très efficaces; sont-elles atoniques? qu'elles soient saillantes ou profondes, nous les cautérisons avec le nitrate acide de mercure pur porté à l'aide d'un pinceau de charpie. Ce caustique nous a paru préférable à tout autre. Aussitôt que la

(1) Nous donnons la préférence à ce liquide, dans la plupart des cas; du reste, on peut employer de la même manière tous ceux qui ont été conseillés.

cautérisation est faite, nous plaçons sur les points cautérisés le tampon de charpie imbibé de solution d'acétate de plomb et changé toutes les vingt-quatre heures, ou plus souvent selon la suppuration.

Les ulcérations du col de l'utérus étant, comme nous l'avons dit plus haut, souvent accompagnées de catarrhe utérin, il arrive que les mucosités qui sortent de l'orifice de la matrice tombent, à cause de sa position plus déclive, sur la lèvre postérieure du museau de tanche, et qu'elles couvrent les ulcérations qui peuvent s'y trouver. En voulant cautériser ces ulcérations, comme on l'a fait observer on ne touche qu'aux mucosités; il faut donc que celles-ci soient préalablement enlevées; cela est quelquefois facile à l'aide d'un pinceau de charpie ou avec de grandes pinces que j'ai fait faire exprès; mais, dans quelques circonstances, ces moyens étant insuffisans, je porte un pinceau trempé dans le nitrate acide de mercure sur elles, je les coagule, et les détachant ensuite à l'aide des pinces, je cautérise avec la plus grande régularité les ulcérations ainsi mises à nu.

Sur plus de soixante malades, chez lesquelles nous avons cautérisé des ulcérations siégeant sur le col de la matrice, nous n'avons jamais eu le moindre accident. Quatre ou cinq malades tout au plus ont eu la sensation d'une légère brûlure.

Les cautérisations ont été répétées tous les six ou huit jours: évitant de les faire à l'époque des règles. Nous n'avons jamais été au delà de dix, au moins jusqu'à présent, et nous avons ainsi renvoyé guéries des femmes qui avaient pu paraître incurables.

Les écoulemens utérins transparens et qui constituent les flueurs blanches simples, ont souvent disparu ou ont beaucoup diminué lorsque les ulcérations, qui existaient sur le col, ont été guéries. Quelques écoulemens utérins, opalins et même purulens, ont disparu également avec les ulcérations du col; mais dans cinq cas les écoulemens purulens existant seuls, et semblant tenir à des ulcérations atoniques de la cavité du col, nous avons tenté des injections dans cette cavité avec le nitrate acide de mercure étendu, comme il a été indiqué plus haut. Trois de ces écoulemens ont été radicalement guéris, deux sont devenus seulement transparens et moins abondans.

Voici le procédé que j'emploie : une seringue double contient, dans une de ses parties, le nitrate acide de mercure étendu d'eau (1), et dans l'autre de l'eau seulement : sa canule, double aussi, s'adapte une sonde de gomme élastique ouverte à ses deux extrémités; l'extrémité libre de cette sonde, enduite d'un corps gras, est introduite dans la cavité du col de la matrice, où la valeur d'une cuillerée à café du nitrate de mercure est alors injectée pour y séjourner une minute, et être ensuite chassée par l'eau, sans qu'on ait été obligé de déplacer la seringue ou de changer d'instrument.

Toutes les malades injectées ont éprouvé, immédiatement après, ou seulement à la suite de quelques heures, des douleurs des lombes et un peu de chaleur à l'hypogastre, que des bains de siége ont dissipé. Ces accidens ont pu nous effrayer d'abord; mais ils n'ont jamais été suivis de symptômes fâcheux.

Deux malades ont eu cinq injections, les autres trois ou quatre. Ces injections n'ont été faites qu'à huit jours de distance.

La solution d'acétate de plomb nous a réussi dans plusieurs cas de catarrhe utérin transparent (2).

Nous terminons là un travail très imparfait, sans doute, mais que nous avons voulu présenter à la savante Académie qui nous a fait l'honneur de nous écouter, comme un engagement pris envers elle de lui communiquer le résultat de toutes nos observations, afin que sa critique éclairée nous détourne de la voie de l'erreur, si nous devions y tomber, ou que son approbation, quand nous l'aurons méritée, nous récompense de nos travaux.

(1) Une partie de nitrate acide de mercure pour douze parties d'eau.

(2) Le sublimé, le zinc et l'alun ont été aussi employés avec succès.

De la blennorrhagie chez la femme.

Si le nom d'une maladie doit en être la définition succincte, ou si, au moins, il doit exprimer un de ses principaux phénomènes, le mot blennorrhagie est tout aussi incorrect que celui de gonorrhée, d'arsure, d'uréthrite, d'uréthro-vaginite, de chaude-pisse, etc.; mais si, par convention, il sert à désigner une lésion quelconque et l'ensemble des symptômes qui lui appartiennent, sans valeur intrinsèque, comme un nom de famille indique un homme, par exemple, sans le décrire, tant vaut le nom de blennorrhagie qu'un autre, pourvu qu'il soit adopté, et qu'on sache ce dont on veut parler quand on s'en sert.

La blennorrhagie, dont la fréquence est malheureusement si grande, a été étudiée par tous les auteurs qui se sont occupés de maladies vénériennes, mais n'a pas toujours été expliquée de la même manière. Ainsi, les uns l'ont envisagée comme une forme, comme un mode de la vérole; tandis que d'autres l'ont considérée comme une maladie tout à fait à part et distincte. Entre ces deux extrêmes qu'a voulu juger, en 1810, la société de médecine de Besançon, s'élève une opinion mixte plus rationnelle, et qui, ne faisant pas de la blennorrhagie une maladie unique, en reconnaît des espèces différentes. C'est cette manière de voir que l'observation m'a forcé d'adopter.

En effet, si nous étudions les causes de la blennorrhagie,

l'état des tissus qui en sont le siége, et les symptômes qui l'accompagnent ou la suivent, nous voyons qu'elle n'est pas toujours la même.

Toutefois, pour la bien étudier et la mieux comprendre, c'est à sa source qu'il faut l'aller chercher, et c'est des organes de la femme qu'il faut prendre son point de départ. Chez elle, toutes ses formes sont pour ainsi dire dévoilées par la facilité avec laquelle on peut tout voir, et le merveilleux d'une foule de faits trouve alors une prompte et facile explication.

Je suis étonné que tous les auteurs qui ont cherché à systématiser, n'aient pas envisagé la question de la même manière, et qu'au lieu de bâtir des théories en face du méat urinaire de l'homme, sans pouvoir pénétrer dans son étroit canal, ils n'aient pas songé à la facilité avec laquelle on pouvait explorer le vagin, et vérifier, par l'observation directe, ce qu'on ne faisait que supposer chez l'homme.

C'est donc chez la femme que nous avons commencé l'étude de la blennorrhagie, et c'est par elle que nous avons ensuite mieux compris et mieux expliqué cette affection chez l'homme.

Chez elle, nous avons vu, sous le rapport des causes, la blennorrhagie être tantôt spontanée, et naître hors du coït, sous l'influence de différens états pathologiques et non vénériens : tels que les scrophules, les dartres, la seconde dentition, etc. Les saisons (le printemps et l'automne), ne semblent pas étrangères à son développement plus ou moins facile, à sa plus ou moins grande fréquence. Tantôt elle était due à une cause, soit mécanique, soit chimique, telle que la masturbation répétée, l'abus du coït, du reste pur; le coït prématuré, ou pratiqué à l'époque où il y a disproportion entre les organes; l'intromission, dans les parties sexuelles, de corps étrangers irritans, solides ou liquides; les contusions, les déchirures; certains exercices qui entraînent beaucoup de fatigue, etc. Tantôt enfin, sa cause était un coït impur bien constaté; un écoulement contagieux l'avait produite, et, contagieuse à son tour, elle était susceptible de transmission; mais alors, elle a toujours infecté de prime abord la partie soumise à la contagion; jamais la matière d'une blennorrhagie contagieuse, portée dans les organes de la génération, n'a, par exemple, eu, pour premier phénomène, une ophthalmie blennorrhagique, ou n'a produit une otorrhée. Quand ces accidens sont arrivés, et qu'on a pu les attribuer à la blennorrhagie sans preuve d'infection directe, les individus qui en étaient affectés avaient encore, ou avaient eu précédemment, et au moment de la naissance de ces accidens, des blennorrhagies uréthro-génitales, ou anales; jamais de la matière prise par la bouche n'a produit un écoulement par les parties génitales comme on l'a récemment annoncé.

Quand j'ai recherché, dans la blennorrhagie chez la femme, quels étaient les rapports qui pouvaient exister entre les causes particulières et le siége précis, je n'ai rien trouvé de constant. En effet, ainsi que nous avons pu nous en convaincre, quelle qu'ait été la cause de l'écoulement, la vulve, l'urèthre, le vagin et l'utérus ont pu être isolément ou concurremment affectés. Cependant, il est vrai de dire que l'urèthre, chez la femme, est plus souvent pris seul, ou en même temps que le reste des organes de la génération, lorsque la blennorrhagie est le résultat d'un coït impur.

Sous le rapport des lésions de tissus, nous avons trouvé, ainsi que nous l'avons déjà publié, la muqueuse uréthro-génitale, dans toute son étendue, ou dans des points isolés, d'un rouge plus ou moins intense accompagné de tuméfaction, de chaleur et de douleur, sans qu'il y eût pourtant de sécrétion, et présentant un état comme érysipélateux, pouvant durer ainsi un certain temps, pour disparaître ensuite; ou ne constituer que la première période d'une inflammation catarrhale, donnant bientôt lieu à une sécrétion morbide variable, et dont les différences, jusqu'à présent, ne semblent avoir aucun rapport avec la cause particulière de l'affection. J'ai trouvé, en explorant la vulve, le vagin et le col de la matrice, la muqueuse couverte de papules ou de follicules plus ou moins développées, constituant une vaginite ou utéro-vaginite papuleuse, une psorélytrie, ainsi que je l'ai nommée, et pouvant se présenter à différens degrés, tantôt sous forme de petites taches de la grosseur d'une tête d'épingle, plus ou moins isolées, plus ou moins confluentes, tantôt sous la forme plus avancée de granulations, en quelque sorte privées d'épithélium, et ressemblant à des bourgeons charnus; tantôt enfin, pouvant passer à l'état de véritables végétations.

La muqueuse vulvaire, la muqueuse urétlrale, autant qu'on pouvait la voir, la muqueuse vaginale et utérine, ont souvent présenté des plaques plus ou moins nombreuses, plus ou moins étendues, ressemblant à des surfaces de vésicatoire en pleine suppuration : chez une femme ; dans la partie profonde et sur le col de la matrice, la muqueuse a offert une éruption d'herpes phlycténoïdes des plus caractérisées ; enfin des ulcérations diverses se sont présentées dans les différens points de son étendue.

Des sécrétions variables ont été trouvées dans l'urèthre, la vulve, le vagin et l'utérus ; mais leur différence n'a pas semblé non plus liée à telle lésion de tissus, ou à telle cause plutôt qu'à telle autre. L'état aigu, quelle qu'ait été la lésion particulière, a donné lieu, au début, à une sécrétion presque séreuse, ou bien muqueuse normale, seulement plus abondante, puis, devenant opaque, puis passant à l'état franchement purulent d'un jaune plus ou moins foncé, plus ou moins verdâtre, et teinte quelquefois de sang. L'état chronique donne lieu souvent à une sécrétion laiteuse plus ou moins épaisse, et se rapprochant de la consistance caséeuse, ou seulement à un flux muqueux. L'écoulement chronique peut aussi être roussâtre ou teint de sang. Les écoulemens aigus ou chroniques peuvent être complètement inodores, ou au contraire avoir une odeur excessivement forte, quand il y a des papules muqueuses. L'odeur *sui generis* est alors tellement prononcée, qu'elle est caractéristique dans un grand nombre de cas ; dans d'autres circonstances elle se rapproche plus ou moins de l'odeur fétide du cancer et des matières fécales.

Du reste, les seules différences qui résultent du siége particulier, c'est que les sécrétions utérines sont toujours plus muqueuses, filantes, agglomérées en flocons ; tandis que celles qui viennent de l'urèthre, de la vulve et du vagin, constituent un liquide à molécules plus libres et plus indépendantes les unes des autres.

Les symptômes de la blennorrhagie chez la femme, n'offrent pas de différences toujours en rapport avec la cause qui l'a produite, ils sont plus particulièrement liés à son siége précis et à son degré d'intensité.

Cependant j'ai vu fréquemment, à l'hôpital des **Vénériens**, des femmes affectées d'écoulemens soit aigus, soit chroniques, n'accuser aucune espèce de douleur, et n'être en quelque sorte averties de leur maladie que par les taches insolites observées sur leur linge ; souvent pourtant une chaleur incommode à la vulve, accompagnée ou non de démangeaison, annonçait le début de la maladie. Lorsque l'urèthre était affecté, le passage de l'urine était douloureux, il existait alors une sensation de brûlure, de picotement ou de coupure, comme si un instrument tranchant avait traversé l'urèthre ; il y avait enfin, selon l'expression figurée et vulgaire, chaude-pisse ; mais cette douleur en urinant a le plus souvent manqué, alors qu'il existait des écoulemens uréthraux récens, aigus et très abondans ; de telle sorte que l'absence de ce symptôme n'est pour moi d'aucune valeur, lorsqu'il s'agit d'établir le diagnostic. Dans la blennorrhagie vaginale, accompagnée ou non d'écoulement uréthral, le vagin s'est montré le plus souvent indolent, lorsqu'il n'était point touché ou heurté par des corps étrangers ; chez quelques femmes, à l'état aigu, nous avons pu introduire le spéculum sans douleur ; mais chez quelques malades, le coït, le plus léger toucher, étaient insupportables ; la défécation même determinait de la douleur, qui était déjà plus vive, dès que les matières fécales, dans la constipation, séjournaient dans le rectum. — Dans les écoulemens utérins, les signes de la métrite ont souvent existé : ainsi, pesanteur pénible sur le siége, chaleur du col au toucher, sensibilité de la matrice par la pression directe à travers le vagin, douleur par la pression hypogastrique ; tension sur les fosses iliaques ; aberration de la menstruation ; mais quelquefois aussi, aucun de ces symptômes n'existait, bien que l'écoulement utérin fût aigu et abondant. Dans ces différens états, des symptômes généraux et sympathiques se manifestant par des troubles de la circulation, de l'innervation, de la digestion, des sécrétions urinaires, etc., se sont quelquefois montrés ; mais le plus souvent, la blennorrhagie chez la femme, quel que soit son siége précis et son intensité, n'est qu'une affection purement locale.

La matière de l'écoulement dont nous avons déjà parlé, et dont la présence constitue un symptôme important, ne se montre pas toujours de la même manière. Pour apprécier ce symptôme, il faut savoir le chercher et le reconnaître. Si on examine la chemise chez certaines femmes, la partie antérieure qui est celle que salissent les hommes affectés de la même maladie, ne présente souvent aucune taches, à moins que les malades, par propreté ou pour toute autre raison, ne s'en servent pour s'essuyer, c'est en arrière qu'il faut les chercher; aussi, est-ce cette partie qu'elles vous montrent toujours, pour vous faire juger de ses qualités ou de son abondance. Examine-t-on les parties génitales? Lorsque la vulve est affectée, à peine a-t-on écarté les grandes et les petites lèvres, qu'on rencontre la sécrétion morbide; souvent même, le système pileux en est chargé, et dans quelques points, chez les femmes sales, cette matière est concrétée et tend à oblitérer l'entrée des organes de la génération, comme dans certaines ophthalmies on voit les paupières agglutinées par le flux palpébral. Mais souvent l'inspection de la vulve ne laisse rien apercevoir, et il faut alors aller à la recherche de la sécrétion morbide. Pour l'urèthre, le doigt indicateur doit être introduit dans le vagin jusqu'au niveau de l'articulation de la première et de la seconde phalange, sa pulpe tournée du côté de la symphyse du pubis, et ramenée ensuite d'arrière en avant, en pressant le canal. De cette manière on fait sortir par le méat urinaire une goute de pus, ou de mucus puriforme, pourvu que l'examen soit fait long-temps après l'émission de l'urine et que l'urèthre soit affecté. Avec un peu d'habitude, on ne prendra pas du pus venu des parties voisines pour de la matière sortie des profondeurs du canal.

En examinant ainsi le canal excréteur de l'urine, tandis que le bout du doigt le comprime, la face dorsale de la racine de ce même doigt appuie sur la partie postérieure de l'anneau vulvaire qu'il déprime, et l'on voit alors l'écoulement vaginal s'échapper au dehors. Souvent cependant une sécrétion abondante reste comme incarcérée dans le fond du canal des règles, et l'observateur superficiel ou non prévenu pourrait être trompé. En effet, les écoulemens nés des parties profondes du vagin peuvent être retenus par l'étroitesse ou la constriction de l'anneau vulvaire; chez quelques femmes, par un renversement de la partie inférieure du vagin, qui vient former une espèce de bouchon dans la vulve, et enfin chez quelques autres, par certaines dispositions des matières fécales accumulées dans la partie inférieure du rectum, et de l'urine dans la vessie. J'ai vu ainsi beaucoup de femmes affectées de flueurs blanches, ou de blennorrhagie, qui évacuaient une grande quantité de matière par la vulve, seulement au moment de la défécation ou de l'émission de l'urine.

Quant aux écoulemens utérins, qui se décèlent le plus souvent par l'issue, hors de la vulve, de mucosités plus ou moins purulentes, et dont nous avons ailleurs assigné les caractères, on ne peut ordinairement reconnaître leur présence qu'à l'aide du spéculum. La même chose a lieu pour ceux qui viennent des parties profondes du vagin, et du pourtour du col de la matrice; deux cas dans lesquels l'extérieur du col utérin, affecté ainsi que le cul-de-sac vaginal qui l'entoure, présente l'aspect de la balanite chez l'homme.

Le spéculum, dont j'ai le premier proposé l'emploi d'une manière générale dans l'étude des maladies vénériennes des organes génitaux de la femme, est un instrument dont on ne saurait se passer si on veut employer un traitement rationnel et éviter les erreurs de diagnostic les plus graves.

Le spéculum dont je me sers aujourd'hui est un spéculum brisé, dont les valves, coudées de dedans en dehors, s'articulent au point de leur coudure, comme dans le spéculum de mon ami M. Jobert, et dont l'articulation, placée du reste sur le point de l'instrument qui doit correspondre à l'anneau vulvaire, permet à ses deux extrémités d'être tour à tour ouvertes ou fermées, sans que l'anneau vulvaire soit lui-même dilaté et comprimé douloureusement contre l'arcade des pubis, comme l'a fait observer l'ingénieux chirurgien de l'hôpital Saint-Louis auquel j'ai emprunté cette idée. Chaque valve de mon spéculum porte une branche, ou manche coudé à angle droit, servant à fixer ou à développer l'instrument, sans que la main de l'opérateur, ou de l'aide à qui on le confie, vienne masquer les parties qu'on veut examiner, ou gêner l'action des instrumens qu'on pourrait avoir à introduire dans son intérieur. De plus une tige graduée, portant un pas de vis et un bouton mobile sur elle, est fixée sur une des branches, et traverse l'autre, de telle façon qu'à l'aide du boutons qui court sur la vis on peut les tenir rapprochées à un degré convenable, et avoir en même temps le degré de leur écartement par l'échelle graduée en lignes, et mesurer ainsi les différens volumes du col, qu'on peut avoir intérêt à connaître, dans la plupart des cas de gonflement ou d'hypertrophie.

Pour l'application du spéculum, voici quelles sont les règles que je suis :

La malade est placée sur le bord de son lit, un oreiller sous les épaules et sous la tête, les cuisses à demi fléchies sur le bassin, et les jambes à demi fléchies sur les cuisses, les pieds étant appuyés sur des chaises placées de chaque côté. Le chirurgien se met alors entre les membres pelviens, et n'a pas besoin d'aide, chose très importante dans certains cas de pratique privée. Le spéculum, qu'on peut légèrement chauffer dans les temps froids, doit être enduit d'un corps gras. Dans les cas où les organes sont étroits, je donne la préférence au cérat blanc, plus tenace que l'huile, ne s'essuyant pas aussitôt, et permettant à l'instrument de mieux glisser et avec moins de douleur ; dans les autres cas, j'emploie l'huile, qui n'altère en rien l'aspect des sécrétions qu'on veut examiner, ni la surface des tissus qu'on veut voir. Les valves du spéculum, tenues de la main droite, sont fortement rapprochées ; je les fais même chevaucher l'une sur l'autre, de manière à rendre l'extrémité de l'instrument presque plate. Écartant ensuite les grandes et les petites lèvres avec l'annulaire et l'indicateur de la main gauche, je déprime en même temps, avec le médius de la même main, la fourchette et la partie postérieure de l'anneau vulvaire. Cette manœuvre, très importante pour faciliter sans douleur l'entrée du spéculum, doit être faite d'une manière graduelle, mais assez forte. Alors l'extrémité du spéculum est présentée à la vulve, ses branches tournées vers la cuisse gauche ; et, tandis que le bord de l'extrémité d'une de ses valves appuie fortement sur le médius gauche, placé comme nous venons de le dire, l'autre a sa partie plane appliquée contre la face postérieure de la saillie du méat urinaire, au dessous duquel on le fait bientôt filer par un mouvement de bascule, sans l'écorcher ni le blesser, comme cela arrive souvent par les autres méthodes. Du reste, aussitôt que l'anneau vulvaire est dépassé, partie la plus difficile et la plus douloureuse à franchir, le spéculum est dirigé dans le sens de l'axe connu du vagin, ses valves étant plus ou moins écartées, selon le besoin, et permettant ainsi d'explorer successivement le vagin et l'utérus, dont l'instrument doit finir par embrasser le col. Pour cela, il ne faut point, comme le conseillent et le pratiquent quelques chirurgiens, avoir des spéculum d'une longueur ridicule et démesurée, et pousser l'instrument dans le vagin, jusqu'à ce que le col soit saisi, manœuvre qui expose à blesser les parties et à faire beaucoup souffrir, en s'arrêtant dans le cul-de-sac péri-utérin; mais il faut, par le toucher préalable, s'assurer de la position et de la hauteur du col, puis diriger, à sa rencontre, l'extrémité de l'instrument, en recommandant à la malade, à mesure qu'on entre, de ne faire aucun effort d'expulsion, ce qui gênerait, pour le moment, la manœuvre; puis, présentant toujours l'extrémité du spéculum entre les deux lèvres ridées d'un côté à l'autre que forment les parois antérieure et postérieure du vagin refoulé d'avant en arrière, on arrive bientôt sur le col qu'on reconnaît à sa muqueuse plus lisse, sans rides, et dont la teinte, souvent, diffère de celle du vagin. Dans quelques cas, les mucosités filantes, qui filtrent, pour ainsi dire, de son orifice, et s'allongent dans le vagin, vous indiquent la route à suivre. Enfin, si, malgré ces indications et ces préceptes, vous étiez engagés dans le cul-de-sac du vagin, au lieu de continuer à pousser sur le spéculum, il faudrait lui faire éprouver doucement un mouvement de retrait, en écartant légèrement ses valves, comme pour saisir le col utérin, à la manière de la boule d'un bilboquet.

C'est d'après la méthode que nous venons d'exposer que sont examinées toutes les femmes que nous traitons dans notre service à l'hôpital des Vénériens, et jamais, à moins des contre-indications à l'emploi du spéculum, que nous allons tout à l'heure signaler, nous n'avons rencontré d'obstacle invincible, par notre procédé, et qui exigeât une autre méthode ou un autre instrument.

Les cas qui contre-indiquent l'emploi du spéculum, au moins momentanément, sont : 1º une inflammation trop intense, surtout de la vulve et de l'entrée du vagin; 2º la présence de la membrane hymen, qu'il faut respecter dans la plupart des cas; 3º l'étroitesse des parties chez les jeunes filles; et je n'ai pas besoin, ici, de relever la fausseté de la proposition récemment émise dans un article sur le toucher et l'application du spéculum, que *les parties génitales étaient d'autant plus dilatables, que les filles étaient plus jeunes, et qu'elles perdaient leur dilatabilité chez l'adulte!!* 4º dans un âge plus ou moins avancé, le canal vulvo-utérin, devenu peu souple, peut-être rétréci en entier ou seulement dans quelques points de son étendue, de manière à ne plus permettre sans danger l'introduction du spéculum; 5° pendant le temps des règles, l'introduction du spéculum, qui se fait sans danger lorsque les femmes ne le redoutent pas, est au moins inutile; car le sang menstruel masquant les parties, il n'est plus possible de rien voir; toutefois, ayant eu l'occasion de l'appliquer un grand nombre de fois, je puis assurer que l'orifice utérin, pendant l'écoulement des règles chez les femmes qui n'ont pas eu d'enfant, n'était pas sensiblement dilaté, et était loin au moins d'admettre le bout du doigt indicateur, comme on l'a encore récemment avancé dans l'article sur le toucher que j'ai déjà cité.

L'état de grossesse n'a pas été pour moi une contre-indication. Dans tous les cas où un examen était nécessaire, l'introduction du spéculum faite avec sagesse et d'une manière lente et graduée, n'a pas offert plus d'inconvéniens que le toucher ordinaire.

J'ai renoncé, pour l'exploration des parties, au spéculum plein de M. Récamier. Ce spéculum est d'une introduction plus douloureuse; souvent trop volumineux pour franchir l'anneau vulvaire, il est plus tard trop petit pour embrasser le col utérin en entier, et ne permet pas dans tous les cas de bien explorer le fond du vagin autour de la matrice.

L'époque de l'invasion de la blennorrhagie chez la femme est le plus souvent difficile à saisir. La plupart d'elles, sujettes aux flueurs blanches, confondent l'écoulement nouveau avec leur leucorrhée habituelle, et ce n'est que lorsque la blennorrhagie est assez aiguë, et qu'elle affecte surtout la vulve et l'urèthre, qu'elles peuvent bien la distinguer, et apprécier l'époque de sa naissance : beaucoup en effet, n'apprennent leur nouvelle affection, que parce qu'on leur fait le reproche de donner du mal. Quoi qu'il en soit, lorsque nous avons pu avoir des renseignemens précis, nous avons trouvé que tantôt l'écoulement se manifestait presque immédiatement après l'action d'une des causes; tandis que, dans d'autres circonstances, il n'avait lieu qu'après un certain temps d'incubation : rarement avant le troisième jour, et souvent très long-temps après le coït, surtout lorsqu'il siégeait dans les parties profondes du vagin, ou dans la cavité utérine.

La blennorrhagie est rapide ou lente dans sa marche. Débutant avec des caractères d'acuité, elle peut diminuer d'une manière graduelle, et se terminer par une résolution franche, entre quinze jours et un mois, ainsi que nous l'avons vu quelquefois. Elle peut aussi avorter à son origine, et disparaître par une sorte de délitescence, ou bien encore se maintenir pendant un temps assez long, pour passer à l'état chronique, qu'on désigne généralement sous le nom de blennorrhée, et qui est le plus fréquent chez la femme : état dont nous avons déjà assigné les principaux caractères, et que la maladie peut revêtir dès son début, pour le conserver pendant toute sa durée, ou revenir encore à l'état aigu.

La terminaison de la blennorrhagie simple, chez la femme, a lieu, comme nous venons de le dire, rarement par la délitescence, souvent par la résolution lente, et plus fréquemment par un état chronique presqu'indéterminable que les femmes voilent alors du nom de fleurs blanches avec lesquelles il se confond. Quant aux terminaisons plus graves, telles que les altérations des systèmes osseux, muqueux, etc., elles dépendent de certaines formes de la blennorrhagie, qui jusqu'à présent n'ont pas encore été bien déterminées. Aussi, sous le rapport du diagnostic, s'il est facile, avec un peu d'habitude, chez la femme, de distinguer entre elles les blennorrhagies uréthrale, vaginale et utérine, ou d'assigner les caractères qui appartiennent à ces formes groupées deux à deux, comme cela a quelquefois lieu, ou réunies toutes à la fois, il n'est plus possible, pour chacune d'elles, d'établir le caractère distinctif de sa nature intime, qui pourtant est le point important, le problême que tous les auteurs ont cherché à résoudre.

On a voulu distinguer la blennorrhagie des fleurs blanches, et l'on sait le peu de valeur des signes donnés par les auteurs. En effet, comment distinguer des choses absolument semblables quant aux formes, et qui ne diffèrent, si je puis m'exprimer ainsi, que par leur essence insaisissable. Ce n'est ni le siége précis de l'affection, ni l'aspect de l'écoulement, ni même les altérations des tissus, qui pourront faire distinguer la leucorrhée de la blennorrhagie simple ; le seul signe différentiel possible dans quelques cas pourrait se tirer de la connaissance des causes ; ainsi, n'admettant, si on le veut, de fleurs blanches, que celles qui seraient nées sous l'influence de causes individuelles ou générales, on rangerait dans la classe des blennorrhagies tous les écoulemens nés sous l'influence des causes mécaniques, chimiques, ou virulentes, ayant agi directement sur les organes génito-urinaires, sauf à établir ensuite des variétés. Ces distinctions, encore impossibles dans la plupart des cas, par le peu de confiance qu'on a dans les rapports des malades qui se trompent ou veulent vous tromper, pourraient servir à remplir quelques indications dans le traitement. Le plus important dans le diagnostic, est de décider si un écoulement est ou n'est pas virulent.

De tous les phénomènes de la blennorrhagie, ceux sur lesquels on s'est le plus arrêté, vu la nullité des autres jusqu'à présent, sous le rapport du diagnostic, sont : l'incubation, la possibilité de la transmission à un individu sain, le développement de symptômes consécutifs, la production de certaines complications et le succès du traitement regardé comme spécifique. Examinons chacun de ces signes.

1º *De l'incubation.* — L'incubation qui, quoique encore mal déterminée, semble appartenir aux maladies virulentes, pourrait quelquefois éclairer le diagnostic; mais, pour que ce signe eût quelque valeur, il faudrait, chose rare, que les femmes n'eussent eu aucun écoulement antérieur de *flueurs blanches*, et que, hors de l'influence de toute autre cause, elles n'eussent aussi eu des rapports qu'avec un seul homme, depuis un certain temps, homme qu'elles auraient aussi cessé de voir avant le développement de la blennorrhagie; et encore il resterait à savoir, lorsque l'écoulement se manifesterait hors de la vulve, si déjà il n'avait pas lieu, dès le jour même ou dès le lendemain des rapports suspects, dans la partie profonde du vagin, ou dans la cavité utérine, sans s'épancher au dehors, comme nous avons vu que cela pouvait arriver.

2º *De la transmission.* — La possibilité de donner une blennorrhagie dans les rapports sexuels n'est pas une preuve de la nature syphilitique ou virulente d'un écoulement. Le flux menstruel, le catharre utérin simple, la vaginite simple, comme le seul abus du coït, peuvent occasioner à un homme un écoulement blennorrhagique. Un écoulement virulent, chez une femme, peut aussi ne donner lieu qu'à une blennorrhagie simple chez l'homme. La transmission, toutefois, étant un point très important dans la pratique, je vais m'y arrêter encore un moment sans m'éloigner, je crois, de la question du diagnostic.

On est très souvent consulté dans le monde, par des hommes affectés d'écoulemens uréthraux, qui affirment que les femmes avec lesquelles ils ont eu des rapports n'étaient nullement malades. Voici, à cet égard, ce que de nombreuses observations m'ont appris. Une femme, parfaitement saine, peut donner des chancres ou la *chaude-pisse*, et cela en communiquant, à un individu, de la matière virulente déposée, dans ses parties génitales, par un autre, dans un coït antérieur, sans qu'elle ait été infectée elle-même, ayant, dans ce cas assez fréquent chez les filles publiques, servi seulement de réservoir. Nous avons admis, en outre, avec tous les auteurs, que par la fatigue, l'abus du coït, la blennorrhagie pouvait naître de parties génitales, du reste, saines; mais ces écoulemens, qu'on nomme assez complaisamment des échauffemens, dans le langage ordinaire, sont beaucoup plus rares qu'on ne le croit généralement. En effet, les femmes qui donnent la blennorrhagie présentent presque toutes quelque chose, ainsi que je l'ai prouvé ailleurs par mes recherches, à l'aide du spéculum. Je vois tous les jours à mon hôpital, et dans ma pratique privée, des femmes qu'on accuse d'avoir donné des blennorrhagies, et dont les parties génitales externes et l'entrée de la vulve sont parfaitement saines. Ces femmes qui souvent ont été certifiées bien portantes par des praticiens du reste habiles, offrent constamment les lésions profondes que nous avons signalées ailleurs; de telle façon que, toutes les fois qu'un malade se présente à vous avec un écoulement, vous pouvez affirmer, sans craindre de vous tromper une fois sur cent, que la femme avec laquelle il a eu des rapports est elle-même malade. Mais est-ce une raison de croire les femmes syphilitiques, parce qu'elles communiquent des écoulemens? Non sans doute: car, dans ce cas, la contagion n'est pas constante et n'arrive pas de nécessité, mais seulement par la disposition des parties. Un écoulement peut être communiqué de telle façon qu'une femme, présentant un des états morbides que j'ai déjà décrits, ne doive pas être considérée comme étant nécessairement vénérienne, mais seulement comme pouvant communiquer des blennorrhagies, ce qui est différent. Un fait curieux doit être ici signalé: J'ai vu des femmes qui, ne se croyant pas malades, et partant ne se traitant pas, communiquaient, depuis plusieurs années, la blennorrhagie à presque tous les hommes qui avaient une première fois des rapports avec elles. Ces femmes, examinées au spéculum, avaient toutes quelque chose, soit au vagin, soit au col de l'utérus. Mais ce qui est encore remarquable, c'est que, sans se traiter et sans être guéries, si un homme qui avait contracté la blennorrhagie avec elles se guérissait, et continuait à avoir des rapports, il finissait par ne plus rien contracter, *à l'aide d'une sorte d'acclimatement.* Un amant intercurrent arrivait-il? il contractait à son tour la blennorrhagie, guérissait, et acquérait, comme le premier, le privilége de ne plus rien attraper : ainsi d'un troisième, d'un quatrième. Une femme que je reçus dans mon service avait répété l'expérience jusqu'à cinq fois. Dame de compagnie dans une maison, en Angleterre, elle était venue en France pour se faire traiter ; les médecins qu'elle avait consultés lui trouvant les parties génitales externes saines, pouvaient à peine croire à ses rapports. Examinée au spéculum, je la trouvai affectée d'un catharre utérin purulent, et d'ulcérations granulées de toute la surface du col de l'utérus, lésions qui m'expliquèrent l'énigme, et dont elle guérit très bien à l'aide d'un traitement local, tandis que toutes les médications intérieures et mercurielles avaient échoué.

Les filles, et je pourrais dire aussi les femmes encore vierges, ou au moins en apparence, donnent, dans les mêmes circonstances, des blennorrhagies : affectées d'écoulement, quelles que soient leurs causes, elles peuvent les transmettre. Chez elles, l'intégrité de l'hymen ne prouve pas que la blennorrhagie n'est pas virulente. Sans que les caractères physiques de la virginité aient été détruits, la vulve peut avoir été infectée seulement jusqu'à la membrane hymen, qui n'a pas été franchie. Ce fait, nous le voyons fréquemment chez de jeunes filles de tout âge, et à un âge encore plus avancé. Qu'il me soit permis, à ce sujet, de rapporter une observation plaisante qui pourra servir à quelques nouveau-mariés : Une fille *d'une cinquantaine d'années*, arrivée exprès de province, vint me consulter chez moi pour savoir *si elle était encore vierge.* Ayant l'intention de se marier, elle tenait beaucoup à apporter, comme cadeau de noce, la preuve de sa longue sagesse. La première question que je dus lui faire, fut de lui demander si elle avait eu des amans ; elle me répondit que oui. Je crus alors que ma cliente était folle ou qu'elle voulait me mystifier, lorsqu'elle me dit qu'elle n'avait jamais permis à ses amans *que des rapports extérieurs*, et qu'elle voulait actuellement savoir si on n'avait pas outrepassé ses permissions : elle était encore physiquement vierge ! J'ai eu, à l'hôpital des Vénériens, une femme mariée depuis cinq ans qui avait eu de plus un amant, et qui était affectée de blennorrhagie urétro-génitale, chez laquelle la membrane hymen était complète. Ces cas prouvent que, quand on a contracté la chaude-pisse avec une vierge, il faut bien se garder de la rapporter toujours à un échauffement banal ou, si on le veut, à de l'irritation, à de l'inflammation simple, les signes physiques de la virginité n'étant pas ceux de la sagesse, qui, comme l'on sait, n'en a malheureusement pas.

Laissant ces digressions, qui ne paraîtront peut-être pas sans utilité, et cherchant quelque chose de plus positif sous le rapport du diagnostic différentiel entre les écoulemens virulens et ceux qui ne le sont pas, nous avons eu recours à l'inoculation, qui vient de faire le sujet d'un Mémoire lu à l'Académie royale de médecine, et nous avons trouvé que la matière de la blennorrhagie, prise à la surface de la muqueuse vulvaire, vaginale et utérine, lorsqu'il n'y avait pas de chancres, et inoculée à l'aide de la lancette, comme nous le ferons connaître plus tard, n'a jamais rien produit ; tandis que de la matière prise à la surface d'un chancre, nous a constamment donné une pustule caractéristique. Nous avons dû conclure, d'après plus de cent expériences, qu'il n'y avait pas de blennorrhagie virulente qui pût donner lieu à un chancre, à moins qu'elle ne fût elle-même compliquée de chancres, et que, par conséquent, toutes les fois qu'une femme avait communiqué un chancre véritable à un homme, elle devait elle-même en être affectée, ou renfermer momentanément, dans ses organes, de la matière de chancre distincte de son écoulement blennorrhagique, et déposée dans un coït antérieur par un individu affecté de chancres.

3° Enfin, privée incontestablement de ce caractère (la possibilité de produire *des chancres inoculables*), il n'est qu'une espèce de blennorrhagie virulente ; c'est celle qui, bien observée pendant tout son cours, et n'étant pas compliquée, ce dont on peut mieux s'assurer chez les femmes par la facilité avec laquelle les organes sont vus dans presque toute leur étendue, est cependant suivie de symptômes consécutifs, tels que les papules muqueuses, etc.; et alors la présence de ces symptômes est le seul caractère qui puisse rendre le diagnostic précis.

Ici je ne puis passer un fait sous silence, c'est que la papule ou pustule muqueuse, qui pour tout le monde est un signe incontestable de vérole, présente cette particularité bien remarquable, qu'il est impossible de l'inoculer à la lancette, soit qu'on prenne de la matière sécrétée à sa surface, soit qu'on prenne l'écoulement qui l'accompagne ou la précède.

Quant à la contagion par le coït de blennorrhagie accompagnée de pustules muqueuses, elle est loin d'être constante. Voici ce que nous avons observé : Quelquefois à l'hôpital, nous avons eu en même temps l'homme et la femme affectés de blennorrhagie accompagnée de papules ou pustules muqueuses, mais le plus souvent les deux individus étaient affectés de blennorrhagie, et un seul présentait des pustules muqueuses. J'ai récemment recueilli, dans ma pratique privée, une observation remarquable que voici : J'avais traité un monsieur d'un chancre du prépuce, un traitement mercuriel avait été employé. Trois mois après sa guérison, il se marie; avant ses noces, il me consulta de nouveau, pour s'assurer s'il était tout à fait sain. Dans un cas semblable, je dus apporter la plus grande attention à l'examen que j'avais à faire : les organes de la génération furent trouvés à l'état normal; il n'existait aucune trace d'ulcération primitive; il n'y avait, actuellement, aucun écoulement (le malade n'en avait jamais eu); aucun symptôme consécutif ne se montrait, soit à la peau, soit aux os, soit à la gorge. Trois mois après son mariage, ce monsieur me fit appeler pour sa femme qui, me dit-il, avait *de gros boutons aux parties*. Je l'examinai, je la trouvai enceinte de trois mois, affectée d'une blennorrhagie uréthro-génitale et d'une éruption des plus étendues et des plus confluentes de papules muqueuses : elle en avait depuis le mont de Vénus jusqu'au coccyx, et jusqu'à mi-cuisse. Je demandai à son mari s'il avait continué d'avoir des rapports avec elle; il me répondit qu'il n'avait pas cessé d'un jour! Eh bien! ce monsieur, comme au moment de son mariage, ne présentait aucun symptôme de maladie, soit primitive, soit consécutive ; sa femme devait donc être malade avant son mariage, et depuis elle ne lui avait rien communiqué, dans les rapports fréquens qu'ils avaient eus. Nous avons vu des femmes affectées en même temps de blennorrhagie, de pustules muqueuses et de chancres. La blennorrhagie et les pustules muqueuses ne pouvaient jamais s'inoculer à la lancette, tandis que par ce moyen, avec la matière du chancre, on produisait une pustule toujours la même, dont nous avons donné l'histoire ailleurs, et que nous publierons bientôt. Ces femmes communiquaient à quelques hommes des blennorrhagies seulement, ou des chancres, et à d'autres les deux affections en même temps.

Pour ce qui est des autres symptômes consécutifs à la blennorrhagie, leur histoire ne me paraît pas encore assez nettement faite pour qu'ils puissent servir au diagnostic. Les complications n'ont guère plus de valeur ; et laissant de côté l'ophthalmie blennorrhagique sur laquelle on est si peu d'accord, pour ne m'occuper que des bubons ; voici ce que l'expérience m'a appris : Dans la blennorrhagie chez la femme, les ganglions inguinaux peuvent s'enflammer et suppurer, et cela plus particulièrement quand l'urèthre est affecté ; mais, à moins de chancres des parties génitales, ce qui constitue une autre maladie, les bubons n'ont jamais été virulens ; c'est-à-dire que les écoulemens dont ils semblaient dépendre ne s'inoculant point à la lancette, jamais le pus qu'ils ont fourni n'a pu s'inoculer ; tandis que le pus du bubon ganglionnaire, suite de chancre, a toujours produit, par l'inoculation, la pustule caractéristique.

4° On sait trop à quoi s'en tenir aujourd'hui, relativement aux traitemens spécifiques, pour regarder leur action comme décisive, sous le rapport du diagnostic ; aussi je ne m'arrêterai pas à prouver leur peu de valeur.

Nous devons donc conclure de tout ce qui précède, qu'à moins de l'existence actuelle de symptômes consécutifs, qu'il faudra encore bien déterminer, on reste, sous le rapport du diagnostic, dans la plus grande incertitude, ne pouvant de bonne foi reconnaître que l'altération matérielle des parties, et de leurs sécrétions, sans pouvoir rien deviner de la nature intime de la maladie, ou de son essence, si l'on peut s'exprimer ainsi, et se trouvant réduit à constater l'uréthrite, la vaginite, ou le catarrhe utérin, sans pouvoir rien dire de plus; car au delà tout n'est que probabilité et le plus souvent erreur.

Si le diagnostic est aussi peu certain, le pronostic doit être lui-même bien vague, non pas lorsqu'il s'agit de prévoir l'issue, comme inflammation, d'une uréthrite, d'une vaginite ou d'un écoulement utérin; mais lorsqu'il s'agira de prévoir les suites d'une blennorrhagie quant aux symptômes consécutifs et à la possibilité de déterminer la syphilis constitutionnelle, ou une infection générale.

DES COMPLICATIONS DE LA BLENNORRHAGIE CHEZ LA FEMME.

Quelle que soit la cause qui ait produit la blennorrhagie chez la femme, cette affection peut présenter différentes complications, dont quelques unes appartiennent à toutes les formes, tandis que d'autres sont une conséquence de sa nature virulente. Je vais énumérer, tour à tour, chacune de ces complications, en insistant sur les plus importantes.

1° Une complication peu grave généralement, mais très incommode et très fréquente, surtout chez les femmes grasses, c'est l'intertrigo, l'érythème de la partie externe des grandes lèvres et interne des cuisses. Souvent la matière d'un écoulement abondant et âcre, jointe à la fatigue et à la malpropreté, détermine cette complication. J'ai vu, chez quelques malades qui se négligeaient beaucoup, ces parties affectées d'érysipèle, d'eczema, ou d'herpès; il en est, dont les tégumens de cette région, par une sorte de transformation muqueuse, fournissent une sécrétion muco-purulente, analogue à la matière blennorrhagique, et donnent ainsi lieu à une espèce de blennorrhagie *extra-génitale*. Cette complication, plus fréquente lorsqu'il doit survenir des papules muqueuses, et qui le plus ordinairement n'en est, en quelque sorte, que le premier degré, est le plus souvent accompagnée d'une odeur repoussante, tout à fait particulière et caractéristique, quand la papule muqueuse existe.

2° Les différentes parties composant la vulve peuvent être affectées d'œdème : j'ai montré, à ma clinique, des malades très curieuses sous ce rapport. Quelquefois, les nymphes seules étant prises, il existait, chez elles, une espèce de phymosis. D'autres fois, les grandes lèvres étant affectées en même temps que les petites, ces dernières subissaient un étranglement plus ou moins fort, et comparable à un véritable paraphymosis : une jeune fille, encore couchée au n° 35, de ma première salle des femmes, nous en a offert un exemple bien remarquable. Cet œdème des parties génitales, qui arrive aussi dans d'autres circonstances, mais qu'on voit assez souvent dans les blennorrhagies simples comme dans les virulentes, peut se terminer d'une manière prompte et complète ou bien passer à l'état d'induration plus ou moins difficile à détruire, ou bien encore se compliquer d'érysipèles ou à se terminer par la suppuration et la gangrène.

3° Avec la blennorrhagie, des inflammations phlegmoneuses surviennent parfois; de là, la fréquence des abcès des grandes lèvres. Dans quelques cas, j'ai vu des abcès survenus, au périnée pendant une blennorrhagie intense. Chez une malade, dans une blennorrhagie des plus aiguës, un abcès se manifesta sur le clitoris, et la suppuration fut très abondante et une partie du prépuce fut détruite par le seul fait de l'inflammation. Un assez grand nombre de femmes porte des kystes plus ou moins volumineux dans l'épaisseur des lèvres génitales; ces kystes peuvent rester indéfiniment sans s'altérer; mais sous l'influence d'excitations mécaniques ou autres, ou par suite de blennorrhagies aiguës, ils s'enflamment, suppurent, et donnent lieu à un abcès, qui, lorsqu'il s'ouvre spontanément, ou lorsqu'on lui fait une petite ouverture, tend à se reproduire sans cesse, ou à se transformer en fistule, qui le plus souvent ne se guérit que par une opération.

4° L'inflammation de l'urèthre peut s'étendre à la vessie; en effet, j'ai vu encore, assez souvent, la cystite et le catarrhe vésical compliquer la blennorrhagie chez la femme, ou n'être en quelque sorte qu'une extension de cette maladie; chez elle, aussi, j'ai assez souvent observé de la dysurie, ou même une rétention complète d'urine, tantôt due à l'inflammation excessive, tantôt dépendant d'un état franchement spasmodique, ou enfin occasionée par ces deux causes réunies; dans quelques circonstances rares, les malades ont rendu du sang avec l'urine; il y a eu hématurie.

5° Le bubon vient quelquefois compliquer la blennorrhagie des femmes, et cela plus particulièrement quand elle affecte l'urèthre; produit par l'irritation sympathique, ou dû à l'inflammation successive des lymphatiques de la surface enflammée, à la glande la plus voisine, il peut se montrer dans toutes les formes de blennorrhagie et affecter des siéges différens, ainsi que je le dirai plus tard, dans un article spécial sur les bubons; mais un fait constant que je dois rappeler ici, en envisageant le bubon comme complication de la blennorrhagie, c'est que, quelle qu'ait été la nature intime de l'écoulement, toutes les fois qu'il n'y a pas eu de véritables chancres, jamais les bubons suppurés n'ont fourni un pus susceptible d'être inoculé.

6° Si nous cherchons les complications du côté de l'utérus et de ses annexes, nous trouverons, chez quelques malades, des aberrations du flux menstruel : les unes étant prises d'aménorrhée, tandis que chez d'autres il survient de véritables métrorrhagies; ces cas sont rares, il faut en convenir, mais ils n'en existent pas moins. Sur une jeune malade chlorotique, que j'ai traitée dans mon service à l'hôpital des Vénériens, la blennorrhagie a semblé rappeler les règles qu' jusque là ne s'étaient pas montrées à la suite de tous les emménagogues qu'on avait employés. Quelquefois, des femmes du reste d'un tempérament nerveux, ont été soumises à de fréquentes attaques d'hystérie, pendant le cours d'une blennorrhagie utérine, ou bien, chez elles, cette affection s'est compliquée de véritable métrite; mais ce que j'ai eu déjà l'occasion d'observer deux fois, ce sont, comme complication, des symptômes qu'on pouvait rapporter à une inflammation des ovaires, semblables, en ce cas, à l'inflammation des testicules chez l'homme. Une première malade couchée au n° 4, de la seconde salle des femmes de mon service, âgée de trente-deux ans, affectée d'une blennorrhagie uréthro-génitale très aiguë, fut prise tout à coup de tension dans la fosse iliaque du côté gauche. Le toucher, qui faisait bien sentir la tuméfaction, occasionait beaucoup de douleur, et permettait d'y apprécier une augmentation de température; il survint des nausées, et un mouvement fébrile, avec plénitude du pouls. La malade restait couchée sur le dos, et de préférence inclinée du côté gauche, les cuisses un peu fléchies sur le bassin. L'écoulement de l'urèthre et des parties génitales avait presqu'entièrement disparu. En touchant par le vagin, voici ce que je pus constater; la pression du col utérin par le doigt indicateur n'était pas douloureuse, tandis qu'on déterminait de la douleur lorsque le doigt placé sur le côté gauche de la matrice, tendait à refouler l'organe vers la fosse iliaque droite, en faisant éprouver une sorte de tension au ligament large gauche; la même manœuvre exercée de l'autre côté, afin de comparer, ne produisait presque pas de gêne; la défécation, l'émission de l'urine et en général tous les mouvemens abdominaux étaient pénibles. Ces symptômes combattus par les antiphlogistiques disparurent vers le douzième jour, et à mesure qu'ils perdaient de leur intensité, l'écoulement redevenait de plus en plus abondant; quand tout à coup, l'écoulement diminuant de nouveau, la même série de phénomènes se manifesta; mais cette fois du côté droit. J'ai encore aujourd'hui, au n° 2, de la première salle des femmes une malade, chez laquelle les élèves qui suivent mes leçons cliniques ont pu constater un cas à peu près semblable à celui que je viens de rapporter; toutefois dans cette seconde observation, le côté gauche a seul été affecté.

7° Les papules ou pustules muqueuses, suite fréquente de la blennorrhagie virulente, peuvent être envisagées comme complication; il en est de même des végétations diverses, dont quelques unes sont tout à fait indépendantes de tout principe virulent. Quant aux chancres, distincts de la blennorrhagie, et dus à une autre contagion, ils peuvent exister en même temps qu'elles et la compliquer, et peuvent, par l'irritation des parties voisines de leur siége, déterminer seuls des écoulemens ou les entretenir, sans que ces écoulemens soient de nature semblable au pus qu'ils sécrètent.

8° L'ophthalmie blennorrhagique et l'arthrite, des troubles de la circulation, de l'innervation, de la digestion, de la sécrétion urinaire, etc., peuvent se présenter comme accidens ou complication de la blennorrhagie.

9° Enfin il ne faut pas oublier qu'ici, comme dans toutes les maladies, la persistance de la cause particulière du mal, est une fâcheuse complication.

DU TRAITEMENT DE LA BLENNORRHAGIE CHEZ LA FEMME.

Passant maintenant à l'histoire du traitement de la blennorrhagie, quelle que soit encore sa cause particulière, son essence, sa nature intime, et ses complications ou accidens, elle ne s'en montre pas moins avec les caractères d'une inflammation catarrhale, aiguë ou chronique, et comme telle, réclame le traitement des inflammations en général. Moins sujette peut-être chez la femme que chez l'homme au déplacement brusque ou aux métastases, n'ayant rien à redouter de sa cessation rapide, de sa terminaison par délitescence, il serait sans doute bien avantageux de pouvoir la faire avorter à son origine; mais jusqu'à présent, il faut en convenir, il n'est pas de méthode efficace et certaine pour obtenir cet heureux résultat; et si quelquefois on réussit chez l'homme à faire avorter des écoulemens par des révulsifs, par le tube digestif, par le copahu pris au début de la maladie, par les injections astringentes, irritantes et caustiques, même dans l'urèthre; chez la femme, ces moyens restent le plus souvent sans action, ou agravent le mal dans le plus grand nombre des cas.

Quoi qu'il en soit, dans l'impossibilité de faire avorter la blennorrhagie des femmes, il faut dans le traitement s'attacher à bien remplir les indications, et ne pas perdre de vue ce principe que, plus la blennorrhagie sera récente, et mieux on pourra la guérir si elle est bien traitée, tandis que la guérison en deviendra plus difficile lorsqu'elle aura passé à l'état chronique, et qu'elle aura, en quelque sorte, pris droit de domicile en altérant les tissus. Il faut, dans le traitement de l'affection qui m'occupe, comme dans le traitement de toutes les maladies, éloigner la cause qui l'a produite et qui peut encore l'entretenir, recommander ainsi la continence la plus parfaite, éviter tout contact irritant, et tenir les organes de la génération dans le plus grand repos; éviter toute cause d'excitation des organes voisins; entretenir la liberté du ventre par des boissons délayantes, telles que le bouillon de veau, le petit-lait, l'eau d'orge miellée, l'usage des lavemens émolliens, souvent répétés, pour éviter l'accumulation des matières fécales dans le rectum. Il faut que, par une assez grande quantité de boissons, l'urine soit plus aqueuse; c'est un point très important, mais qui n'est pas bien compris par tous les médecins. En effet, il semble le plus souvent qu'on cherche à augmenter la sécrétion de l'urine et partant son excrétion, qu'on veuille enfin faire uriner plus fréquemment les malades; mais cette idée est fausse et nuisible, surtout quand il s'agit de blennorrhagie *uréthrale*, chez l'homme et chez la femme; car s'il était possible que les malades restassent très long-temps sans uriner, les surfaces enflammées soustraites à l'influence irritante de l'urine ne s'en trouveraient certainement que mieux. Aussi, jamais dans le traitement des écoulemens, je n'administre des médicamens diurétiques, tels que le nitrate de potasse ou autres. Je donne la préférence aux décoctions mucilagineuses édulcorées avec un sirop d'orgeat, de groseille ou de limon; le but ici, je le répète, n'est pas d'augmenter la sécrétion de l'urine, mais seulement de rendre ce liquide moins irritant en augmentant ses principes aqueux. Les bains, dans la blennorrhagie, sont extrêmement utiles, et cela peut-être plus chez les femmes que chez les hommes; mais c'est aux bains entiers qu'il faut donner la préférence, en recommandant aux malades de les prendre à une température très douce : trop chauds ou trop froids, ils ne sont plus convenables; il faut que leur température soit graduée, non pas au thermomètre, mais bien d'après les sensations des malades qui les prennent, de telle façon que lorsqu'elles sont dans l'eau elles n'aient ni froid ni chaud. Lorsque le contact des corps étrangers n'est pas très douloureux, que l'introduction de l'olive d'une seringue en arrosoir ne fait pas souffrir la vulve, je recommande, pendant le bain, des injections vaginales répétées plusieurs fois avec l'eau du bain même. Indépendamment des bains qui sont pris tous les jours, ou tous les deux jours, selon le besoin, les malades qui doivent, autant que possible, garder le repos, font des injections, matin et soir, avec une décoction mucilagineuse, telle que la décoction de racine de guimauve ou de graines de lin. Ces injections qui ne doivent être faites, ainsi que je l'ai déjà dit plus haut, que lorsque l'introduction de la seringue ne produit pas trop de douleur, doivent aussi être pratiquées de façon à séjourner un peu dans le vagin ; pour cela, il faut que la malade, couchée dans son lit, se relève le siége, ou qu'assise sur une chaise, elle pose les jambes sur quelque chose de plus élevé que le siége sur lequel elle est. Ces précautions étant prises, l'injection devra être poussée lentement. Chez quelques malades, la douleur est plus forte que ne semble indiquer l'inflammation ; dans ces cas, indépendamment des opiacés et des antispasmodiques qu'on peut administrer en lavemens ou par la bouche, on se trouve très bien d'ajouter aux décoctions émollientes des têtes de pavot ou de la morelle. Mais un moyen de la plus grande importance, et qu'il ne faut jamais négliger, c'est l'application continue des émolliens simples ou des émolliens narcotiques que je viens d'indiquer ; en effet, malgré toutes les précautions prises, les liquides injectés ne font que passer sur les surfaces malades, et alors ils n'agissent que comme moyen de propreté, sans avoir le temps d'opérer une action médicamenteuse. Pour qu'ils soient plus efficaces, il faut en imbiber des tampons de charpie, ou des éponges fines, qu'on introduit dans le vagin et qu'on laisse à demeure. Je fais ordinairement faire une injection ; puis je fais introduire dans le vagin, et jusqu'au col de l'utérus, le tampon de charpie imbibée du liquide de l'injection, et attaché d'un fil qui reste hors de la vulve, pour la facilité de le retirer. Ce tampon doit être assez long pour occuper toute la longueur du vagin, et pas assez volumineux pour le distendre, ce qui causerait de l'irritation. Une fois qu'il est placé, comme il a dû perdre, par expression, une certaine quantité de liquide dont il était chargé, je fais faire, par-dessus une nouvelle injection, qu'il retient en grande partie. Ce tampon est renouvelé deux fois par vingt-quatre heures. A l'hôpital ; on se sert pour le poser du petit spéculum plein de M. Récamier ; en ville, et dans le cas où l'introduction du spéculum fait souffrir, les malades l'introduisent elles-mêmes avec le doigt, ce qui est très facile et même préférable ; car alors les femmes n'ont besoin de personne pour les panser.

Mais les moyens que je viens d'indiquer, et qui sont applicables dans tous les cas, sauf les modifications convenables, ne suffisent pas seuls quand la blennorrhagie est intense ou qu'elle est compliquée : en effet, lorsque l'inflammation est vive, les émissions sanguines deviennent nécessaires. La saignée du bras est très utile chez les femmes fortes, et qui, de plus, ont un peu de réaction fébrile. Dans les cas les plus ordinaires, les sangsues, en nombre proportionné aux forces des malades et à la violence du mal, doivent obtenir la préférence. Je les fais appliquer au pli des cuisses tant qu'il n'y a pas de chancres, car on n'a pas à craindre que les piqûres s'ulcèrent par suite d'inoculation; mais dans le cas où des chancres existent, les sangsues ne doivent plus être posées sur une partie déclive et susceptible d'être souillée par le pus, qui pourrait transformer leurs piqûres en véritables chancres.

Si le flux menstruel survient pendant le cours d'une blennorrhagie, il doit remplacer momentanément les émissions sanguines artificielles qui ne seront pratiquées, si besoin en est, qu'après que les règles auront cessé de couler. Pendant ce temps encore, les injections peuvent être continuées, mais le tamponnement doit être suspendu.

Les différentes complications de la blennorrhagie que j'ai indiquées cèdent au traitement ci-dessus; ou bien si elles résistent ou qu'elles prennent de l'intensité, alors formant en quelque sorte une maladie à part et en dehors de la blennorrhagie, il faut leur opposer leur traitement particulier, et dans les détails duquel je ne puis pas entrer dans cet article.

Mais la blennorrhagie, chez la femme comme chez l'homme, ne cède pas toujours elle-même aux antiphlogistiques les mieux administrés; et il faut le plus ordinairement alors avoir recours à d'autres moyens. Le copahu peut être employé chez elle; mais il faut convenir qu'il est loin d'avoir la vertu presque spécifique qu'il a chez l'homme. Je l'ai bien souvent employé sous toutes les formes et à des doses variées, seul ou mélangé au cubèbe; et rarement il a produit, d'une manière nette, des effets tels que ceux qu'on observe sur le sexe masculin. Son action la plus évidente et la plus efficace se manifeste dans les cas de blennorrhagie uréthrale de la femme, cas qui ont la plus grande analogie avec la blennorrhagie des hommes, où ce médicament est avantageux. Du reste, le copahu agit, dans un sexe comme dans l'autre, de deux manières différentes : d'abord sur les voies digestives dont il trouble le plus souvent les fonctions, en déterminant à des doses relatives aux individus qui les prennent, des garde-robes plus ou moins fréquentes, et puis sur les voies urinaires, en augmentant quelquefois la sécrétion de l'urine, mais en communiquant toujours à ce liquide son odeur caractéristique, et partant une partie de ses principes, qui va agir sur la muqueuse uréthrale malade. Le vagin et la matrice, placés dans un juste milieu, entre le rectum et l'urèthre, semblent, par leur position, échapper à cette dernière action du copahu la plus efficace, puisque sous son influence l'urèthre guérit, alors que le vagin et l'utérus fournissent encore leur sécrétion morbide. Aussi, bien que le copahu et ses succédanés, le cubèbe, la térébenthine, etc., réussissent quelquefois à supprimer des écoulemens uréthro-génitaux, ce n'est guère que dans les cas de blennorrhagie de l'urèthre chez la femme que j'insiste sur leur emploi, aimant mieux, dès que la diminution de l'inflammation le permet, avoir recours aux tamponnemens astringens ou résolutifs. En effet, aussitôt que l'état aigu baisse, qu'il n'y a plus de douleur, les injections émollientes et les tamponnemens émolliens sont abandonnés et remplacés par des injections et des tamponnemens d'une autre nature. Les injections et les tamponnemens avec la solution concentrée d'acétate de plomb réussissent le plus souvent, et je leur donne la préférence dans le plus grand nombre des cas. Lorsque les malades sont encore très voisines de l'état aigu, j'emploie la solution suivante :

Prenez : Eau commune, une livre;
Acétate de plomb cristallisé, une demi-once.
Mêlez.

Quand la maladie est tout à fait à l'état chronique, la dose d'acétate de plomb est portée à une once pour la même quantité d'eau. Les injections sont, du reste, renouvelées deux fois par jour; à l'hôpital, il y a un seul pansement par vingt-quatre heures. Après l'injection, de la charpie trempée dans le même liquide est introduite dans toute la longueur du vagin, et laissée à demeure, en ayant le soin de faire pardessus une nouvelle injection, comme dans le cas d'emploi des émolliens, que j'ai déjà indiquée. Il est important d'observer ici que, chez quelques malades, sans déterminer la moindre douleur, et alors que l'écoulement est entièrement tari, quelques points du vagin ou du col de la matrice s'excorient sous l'influence de la solution d'acétate de plomb trop concentrée ; alors il faut ou l'affaiblir ou la suspendre complètement.

Sur cent femmes affectées de blennorrhagie, soixante guérissent par les moyens que je viens de signaler en vingt jours, un mois, deux mois au plus tard. Chez les autres qui ont résisté aux antiphlogistiques, et à l'emploi de l'acétate de plomb et chez lesquelles la maladie est passée à l'état chronique, on trouve, à l'aide du spéculum, des lésions de tissus qu'il faut combattre : tantôt ce sont des végétations du vagin, du col de la matrice qui doivent être excisées ou cautérisées ; d'autres fois, ce sont des ulcérations granulées ou saillantes, ayant l'aspect d'un vésicatoire en suppuration, ou bien des ulcérations creuses qu'il faut attaquer sur place, et qui sont la cause de la persistance des écoulemens. Si ces ulcérations diverses sont encore accompagnées de symptômes inflammatoires aigus, ou que la malade ait actuellement ses règles ou les attende prochainement, je fais encore continuer les injections et les tamponnemens émolliens ; dans les cas contraires, toutes les ulcérations granulées et saillantes, et celles dont l'aspect ressemble à la surface d'un vésicatoire en suppuration, sont touchées, après avoir été mises à découvert à l'aide du spéculum, avec un petit pinceau de charpie imbibé de nitrate acide de mercure. A moins de saillie très considérable, la cautérisation ne doit jamais être très profonde ; il faut se contenter de blanchir les surfaces, en ayant soin de la faire porter sur tous les points malades. Pour cela, il faut, auparavant, bien essuyer avec un gros pinceau sec toutes les parties affectées, et enlever les mucosités, qui, autrement, seraient seules cicatrisées ; mais ces mucosités très tenaces, surtout celles qui lui viennent de l'intérieur de la matrice, ne cèdent que difficilement à l'action du pinceau sec. Pour bien les enlever, il faut, dans quelques cas, les coaguler préalablement avec le nitrate acide de mercure lui-même, et alors, on les extrait par morceaux concrets avec la plus grande facilité, et la cautérisation des parties qu'elles recouvraient peut avoir lieu. La cautérisation faite ainsi ne produit jamais ni douleur ni accident ; sur six cents femmes à qui je l'ai fait subir, et qui lui ont dû leur guérison, il en est tout au plus sept à huit qui ont senti quelque chose, sans toutefois en souffrir ; les autres ne savaient seulement pas si on les avait touchées.

Immédiatement après la cautérisation, je place un tampon imbibé de la solution d'acétate de plomb, qu'on renouvelle ensuite deux fois par jour en faisant les injections comme il a été indiqué plus haut. Les cautérisations sont, du reste, répétées tous les sept à huit jours, tant qu'elles sont nécessaires, en ayant le soin de graduer leur intensité sur l'aspect particulier de l'ulcération et sur le résultat des cautérisations antérieures, devant être d'autant plus fortes que les tissus paraîtront plus mous, plus blafards et plus saillans.

Les ulcérations creuses, au dessous du niveau des parties voisines, quelle que soit leur nature présumée, cèdent quelquefois et se cicatrisent sous l'influence des cautérisations avec le nitrate acide de mercure, comme les premières ; mais dans un grand nombre de cas, les cautérisations semblent les entretenir ou les accroître. Quand les applications émollientes ou narcotiques ne produisent pas leur cicatrisation, qu'elles ont résisté à la solution d'acétate de plomb et au nitrate acide de mercure, je porte sur elles du calomel préparé à la vapeur à l'aide d'un pinceau de charpie, plaçant ensuite dans le vagin un tampon de charpie sèche. Dans quelques cas encore, la guérison d'ulcères profonds qui avaient aussi résisté à ce dernier moyen, a eu lieu par des applications de miel de Narbonne mélangé à un douzième de proto-iodure de mercure. A l'aide de ces médications, j'ai pu guérir un grand nombre de malades, qui, jusque là, avaient été regardées comme incurables, et ce n'est guère que celles qui étaient affectées d'ulcérations dégénérées ou carcinomateuses qui n'ont pas cédé à ces traitemens ; mais ces derniers cas ont été très rares. Sur le grand nombre de malades que j'ai eu à soigner, dans le cours de deux années à l'hôpital, je n'ai pratiqué que deux fois l'amputation du col de la matrice, pour des cas de cancers fongueux.

Quoi qu'il en soit, chez quelques malades, sans qu'il y ait eu des altérations de tissu bien marquées ou appréciables même, des écoulemens ont pu persister, le plus ordinairement ils ont eu pour siége les parties profondes du vagin, le col de la matrice ou la cavité utérine, ces parties ne se guérissant ni aussi bien ni aussi vite que celles qui sont en contact avec l'air, ou placées plus extérieurement. Quoi qu'il en soit dans ces cas, les tamponnemens avec la charpie sèche ou l'introduction de l'air à l'aide d'un spéculum fenêtré en gomme élastique et laissé à demeure, les injections et les tamponnemens avec la solution de sulfate de zinc, avec l'eau chlorurée, avec le vin pur ou la décoction vineuse de roses de Provins, avec le sublimé corrosif, avec la décoction d'écorce de chêne, de sulfate d'alumine, la teinture d'iode étendue, le nitrate acide de mercure affaibli, etc., tour à tour essayés, ont quelquefois réussi; l'emploi des purgatifs, des vésicatoires à la partie interne des cuisses, aux régions hypogastrique et sacrée, et les bains de vapeur, ont aussi donné quelques résultats heureux; mais dans ces cas rebelles, aucune indication ne doit être négligée: l'usage des amers et des toniques, des toniques astringens et du fer en particulier, est très favorable chez les femmes faibles, lymphatiques et scrophuleuses, de même que les sulfureux, les bains de Baréges, les injections et les tamponnemens avec l'eau de Baréges chez les femmes dartreuses. J'ai vu, il faut en convenir, ces moyens être bien plus efficaces dans les cas particuliers que je viens de signaler que l'usage des mercuriaux, dont l'action est bien faible, ou nulle chez le plus grand nombre de malades où il n'existe qu'un écoulement, et ce n'est qu'alors qu'il y a d'autres symptômes, que son emploi, pour moi, est motivé et paraît efficace.

Dans les écoulemens qui viennent de l'intérieur de l'utérus, et qui sont dus à une altération légère ou profonde de sa surface muqueuse, il faut aussi, comme pour le vagin et la vulve, une médication locale; car de même que l'application des médicamens sur la vulve ne ferait rien aux parties profondes du vagin, de même les médicamens portés dans le vagin ont peu ou pas d'influence sur la cavité utérine, et il faut alors les introduire dans cette cavité. J'ai pu, à l'aide d'injections de solution d'acétate de plomb, faites tous les jours dans l'intervalle des règles, tarir des écoulemens utérins chroniques. Chez des malades franchement lymphatiques et même scrophuleuses, des flueurs blanches très abondantes ont cédé à des injections utérines faites avec la solution suivante:

Prenez, Eau distillée, trois onces;
Teinture d'iode, un gros.

Si l'on veut obtenir quelque chose de ce traitement, il doit être continué avec beaucoup de soin.

Chez les malades chez lesquelles on voyait des ulcérations du museau de tanche filer dans la cavité de la matrice, et dont les sécrétions utérines étaient purulentes, j'ai tenté la cautérisation de la surface interne de cette cavité; pour cela, j'ai fait construire une seringue à double cylindre dont les pistons se manœuvrent isolément, et qui renferme dans un de ces cylindres du nitrate acide de mercure étendu de douze parties d'eau distillée, et dans l'autre de l'eau pure. Sa canule, double aussi, s'adapte à une sonde en gomme élastique d'environ huit pouces de long, qui, ouverte à ses deux extrémités, est enduite d'un corps gras et introduite dans l'utérus. L'injection de nitrate acide est alors poussée doucement et en petite quantité (la valeur à peu près d'une petite cuillerée à café); et après une minute ou deux de séjour, sans déplacer l'instrument, on pousse l'injection d'eau. Cinq malades affectées d'écoulemens utérins purulens très abondans, et qui avaient résisté à tous les autres moyens, ont été traitées et guéries dans mon service de clinique à l'hôpital des Vénériens. Je dois dire que je n'ai employé ce moyen qu'en désespoir de cause et avec toutes les précautions possibles, et que, bien que je n'aie jamais eu de cas fâcheux, chez quelques malades il a produit des accidens de courte durée, mais d'apparence formidable, déterminant, sur le plus grand nombre, des attaques d'hystérie instantanées et d'une grande violence; ce qui, pour le dire en passant, viendrait à l'appui de l'opinion de ceux qui placent le siége de cette maladie dans la matrice.

Quoi qu'il en soit, lorsque j'ai obtenu la guérison d'une blennorrhagie chez une femme, qu'il reste ou non un flux muqueux, je recommande l'usage habituel d'injections d'eau froide, une ou deux fois par jour, et cela en commençant huit jours après la cessation des règles, pour s'arrêter huit jours avant leur arrivée, et recommencer ensuite de la même manière. En suivant cette pratique, les guérisons m'ont paru plus solides et les récidives spontanées plus rares.

Spéculum brisé,

HYSTÉROMÈTRE ET PORTE-LIGATURE,

PRÉSENTÉ A LA FACULTÉ ROYALE DE MÉDECINE DE PARIS,

Le mardi 7 janvier 1834.

(Extrait du journal des *Connaissances Médico-Chirurgicales*, 9e livr.)

Le spéculum, qui certes n'est pas une invention moderne, semble cependant appartenir à notre époque. Tombé presque en désuétude dans les temps passés, c'est de nos jours qu'il a repris la place importante qu'il doit occuper dans nos arsenaux. Aussi, dans l'usage journalier qu'on en fait, a-t-il subi de nombreuses modifications, dont beaucoup ne sont pas de purs caprices, mais de véritables perfections.

En présentant à l'Académie une nouvelle forme de cet instrument, mon intention n'est pas de passer en revue tout ce qui a été fait avant moi, et d'en faire le parallèle ; je veux seulement rappeler quelques unes des raisons qui m'ont fait adopter le spéculum que j'ai si souvent occasion d'appliquer dans mon service à l'hôpital des Vénériens, d'après les nouveaux principes que j'ai eu l'honneur de développer à l'Académie, dans le Mémoire qu'elle a bien voulu insérer dans la collection de ses travaux.

Autant que possible, il faut, en chirurgie, diminuer nos instrumens, déjà trop nombreux. D'après ce principe, toutes les fois qu'un seul instrument pourra remplir plusieurs indications, et rendre inutile un appareil compliqué, il n'en sera que plus parfait. C'est d'après cette manière de voir que j'ai fait construire mon spéculum, afin qu'il pût servir à tous les cas, et que je viens même aujourd'hui de lui donner une nouvelle attribution.

Le spéculum dont je me sers est un spéculum brisé bivalve; je n'emploie plus de spéculums pleins, dont l'introduction est plus difficile et plus douloureuse (quoi qu'on en puisse dire), et qui doivent être de calibres différens, selon l'étendue ou le développement des organes qu'on a à examiner, qui sont tantôt trop grands pour l'anneau vulvaire, tantôt trop petits pour embrasser le museau de tanche *et vice versâ*, et qui, en sus de ces inconvéniens, ne peuvent pas encore servir à toutes les opérations; tandis que le spéculum bivalve bien fait, passe seul partout, permet l'exploration du vagin, du col de la matrice, et les différentes opérations qu'on a à y pratiquer : ce qui probablement a fait conserver à quelques praticiens bien recommandables, l'usage des spéculums pleins dont ils sont obligés alors d'avoir de nombreux numéros, c'est la mauvaise confection et les imperfections des spéculums brisés ordinaires ; mais en faisant, pour cet instrument de l'éclectisme et en le composant des meilleures modifications apportées par quelques chirurgiens, je ne doute pas qu'on ne finisse par l'adopter d'une manière presque exclusive.

Un des grands inconvéniens des spéculums bivalves ordinaires, est la distension douloureuse de l'anneau vulvaire, et la contusion des parties molles, contre l'arcade du pubis. Cette faute, dans la construction de l'instrument, a été signalée et ingénieusement corrigée par mon ami M. Jobert, chirurgien de l'hôpital Saint-Louis; aussi me suis-je empressé d'adopter l'heureuse modification qui consiste à porter le point d'articulation sur les valves elles-mêmes et non sur leur manche, et à placer cette articulation au point de l'instrument qui correspond à l'anneau vulvaire, de telle façon que, quel que soit le degré de développement de l'instrument, ouvert ou fermé, cette partie sensible et résistante des organes de la femme, ne soit jamais tiraillée ou contuse contre les os voisins. En adoptant ce point fondamental du spéculum de M. Jobert, j'ai cru devoir conserver les manches des anciens spéculums, en leur donnant une longueur correspondant à la largeur de la main. Ces manches, quoi qu'en aient dit quelques personnes, sont d'une grande utilité, non seulement pour conduire l'instrument, mais encore pour le faire tenir par un aide, quand on a une opération à pratiquer, ou par la malade elle-même, dans la pratique privée, pour des cas ordinaires où les femmes ne veulent pas de témoins. Ces manches portent, du reste, une tige à vis, qui, fixée à l'un d'eux, traverse l'autre, et offre en même temps une échelle graduée en lignes et une virole, qui servent à fixer l'instrument et à marquer le degré d'écartement de l'extrémité utérine des valves, de manière à permettre la mesure du col de l'utérus. Pour la commodité du transport, j'ai fait construire des spéculums à manches brisés, qui se ploient sur le corps de l'instrument, qui alors n'offre pas plus de volume que les spéculums sans manches. J'en ai fait faire dans lesquels les manches se mettent ou s'ôtent à volonté. Du reste, à la partie des valves opposée au côté de l'articulation, existe un écartement qui permet l'application d'airignes ou autres instrumens, et la possibilité ensuite d'enlever le spéculum en laissant ces instrumens en place.

Voilà le spéculum que j'employais pour l'examen de toutes les femmes de mon hôpital, dans les cas de maladies vénériennes et de toutes les affections du vagin et du museau de tanche, spéculum qui m'a servi aux différens cas d'amputations du col de la matrice ou des polypes qui se sont présentés, soit dans mon service, soit dans ma pratique privée, et dont les plus curieux ont été publiés. Cependant ce spéculum m'a paru susceptible d'une nouvelle modification qui le rend propre à porter des ligatures sur les tumeurs utérines, ou autres qui peuvent être mises à découvert par cet instrument, et être liées. L'idée de cette modification m'est venue, il y a quelques mois, en pratiquant l'extirpation d'un énorme fungus de la matrice, sur lequel les crochets et les airignes n'avaient aucune prise, à cause de la mollesse des tissus, fungus que j'embrassai très bien avec le spéculum, qui arrivait jusqu'au cul-de-sac *péri-utérin*, et sur lequel j'aurais voulu porter ma ligature pour l'entraîner au dehors, comme cela m'avait réussi quelque temps auparavant sur une malade opérée avec un plein succès, à ma maison de santé, et dont l'observation et le procédé opératoire ont été publiés dans la *Lancette française*; mais qui, quelque soin que je prisse, en me servant de différens instrumens, et entre autres des porte-ligatures de Desault, n'a pu être entouré d'un fil métallique ou autre, tandis que, je le répète, mon spéculum pouvait complètement l'embrasser. La modification que j'ai fait subir à mon spéculum, à cette occasion, consiste en un sillon placé à l'extrémité utérine des valves, sillon à lèvre interne d'un quart de ligne plus longue que la lèvre externe, et destiné à recevoir les côtés de l'anse de la ligature qu'il loge; la partie moyenne de cette anse, correspondant à un côté de l'écartement des valves; tandis que, de l'autre, les chefs se croisent en passant sur la partie moyenne de l'instrument, d'une valve à l'autre, pour empêcher le déplacement, et viennent se fixer, l'un d'un côté à l'aide de la virole placée sur l'échelle à vis dont nous avons parlé plus haut, et l'autre à la main de l'opérateur qui le tire ou le relâche selon qu'il rétrécit ou écarte l'extrémité utérine de l'instrument.

Ce sillon, qui ne complique en aucune manière le spéculum, est susceptible de modifications, telles que d'être fermé par une petite pièce de rapport dans les cas où le spéculum doit servir à d'autres usages; il pourrait aussi être placé sur une pièce séparée qui s'ajouterait au spéculum, quand on en aurait besoin, etc.; mais ce seraient des complications dans l'instrument, et nous préférons celui que nous avons présenté, qui est beaucoup plus simple.

Du reste, la ligature portée autour de la tumeur à lier, est on ne peut pas plus facilement laissée en place à l'aide du serre-nœud de Graeff, dans lequel on engage les extrémités des deux chefs, et qui, poussé jusqu'à la tumeur qu'il étreint, permet de retirer le spéculum. Dans les cas de tumeur un peu volumineuse, les diamètres de l'écartement de la ligature à l'aide des valves du spéculum n'étant pas égaux, on peut avec l'extrémité du serre-nœud lui-même, ou avec toute autre tige, pousser la ligature et l'élargir dans le point le plus étroit. Au lieu du sillon décrit plus haut, la ligature peut être portée par deux petites échancrures pratiquées près des angles des extrémités utérines du spéculum.

On pourrait encore, dans ces cas, avoir deux ligatures séparées portées chacune par une valve seulement; alors il faudrait deux serre-nœud au lieu d'un, placés sur les deux côtés opposés du spéculum, et chargés, chacun, de réunir l'un des chefs de la ligature d'un côté au chef correspondant de la ligature de l'autre côté. Le spéculum peut encore servir à porter une ligature sur une tumeur qu'il aurait embrassée, en l'entourant, après qu'il serait placé, d'une ligature lâche à son extrémité externe et poussée ensuite à l'aide du serre-nœud le long de ses valves jusque sur la tumeur.

Pour terminer, je dois ajouter que la méthode d'après laquelle j'applique mon spéculum et qui n'est pas indifférente, ainsi que je l'ai prouvé, je crois, dans un autre travail, fait que je rejette complètement les embouts qui deviennent inutiles, et que l'extrémité de mon spéculum, pourvu que les valves puissent un peu chevaucher l'une sur l'autre et s'aplatir pour offrir le moins d'étendue possible, pénètre avec la plus grande facilité et franchit l'anneau vulvaire, le point le plus difficile, sans peine et sans douleur.

Quant à l'inconvénient de la chute du vagin dans l'écartement des valves, il est de peu d'importance, et n'arrive pas une fois sur cent lorsque l'instrument est bien appliqué; du reste on pourrait l'éviter, comme on l'a fait, par l'addition de lames qui, en suivant le développement de l'instrument, en font un spéculum plein qui jouit de tous les avantages du spéculum brisé.

Explication de la planche.

Fig. I.—A. Point d'articulation des valves et coudure devant correspondre à l'anneau vulvaire.

B. Manches. C. Echelle hystéromètre.

D. Extrémité utérine. D'. Lèvre interne du sillon. D''. Lèvre externe.

E. Ligature placée dans le sillon et croisée sur l'instrument, au moment de la porter sur la tumeur à lier.

Fig. II. — A. Ligature. B. Le serre-nœud contenant les deux chefs de la ligature, au moment de la laisser sur la tumeur à lier.

Fig. III. — A. Ligature portée par la valve gauche, ayant un de ses chefs placé dans le serre-nœud B et l'autre dans le serre-nœud C.

Fig. IV. — Spéculum entouré d'une ligature dont les chefs

sont fixés par un serre-nœud à l'aide duquel on la fait glisser sur les valves, pour la conduire sur la tumeur à lier.

Fig. V. — Extrémité utérine d'une valve avec deux échancrures, et servant à soutenir la ligature.

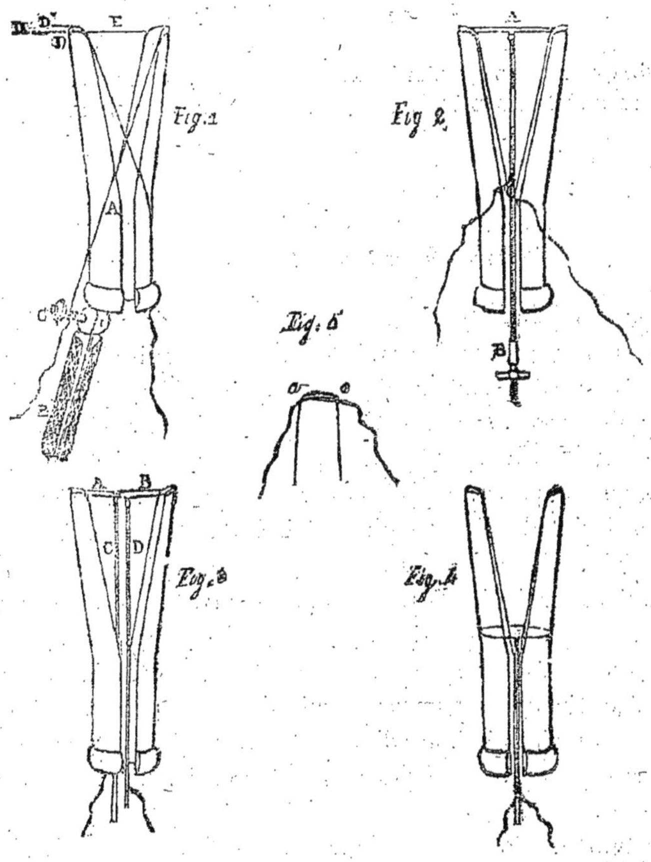

HOPITAL DES VÉNÉRIENS.

CLINIQUE DE M. RICORD.

(1) FONGUS DU COL DE L'UTÉRUS; AMPUTATION SUIVIE DE SUCCÈS; APPLICATION DU SPÉCULUM PORTE-LIGATURE DE M. RICORD (2).

(Observation communiquée par M. RAMPON.)

Meunier (Charlotte), âgée de 42 ans, couturière, mère de cinq enfans dont la parturition avait été naturelle, jouissait d'une santé robuste et d'un embonpoint remarquable, lorsqu'au mois de septembre 1832, sans cause connue, ses règles coulant très régulièrement, comme d'habitude, elle commença à éprouver un sentiment de pesanteur dans la région hypogastrique. Cette sensation devint de plus en plus pénible et, vers le mois de janvier 1833, elle se changea en une douleur continue, assez vive, s'irradiant vers les lombes, surtout à gauche. Bientôt une tumeur dure, sensible à la pression, commença à occuper l'hypogastre. La malade était fatiguée par la moindre marche, elle éprouvait du dégoût pour les alimens, vomissait fréquemment et voyait son embonpoint diminuer d'une manière sensible. Au milieu de ces dérangemens, ses règles venaient régulièrement, mais peu abondantes.

La tumeur faisait chaque jour des progrès, si bien qu'au bout de six mois le ventre était presque aussi saillant, aussi tendu que celui d'une femme à terme. La saillie existait surtout à gauche, c'est là aussi qu'était le siége principal des douleurs. Le décubitus sur ce côté était très pénible; quand il avait lieu du côté opposé, les tiraillemens douloureux qu'exerçait la tumeur en se portant à droite, obligeaient la malade à choisir le décubitus dorsal, seule

(1) Le spéculum portant deux échancrures est celui auquel je donne aujourd'hui la préférence.

(2) Extrait de la *Lancette française* du samedi 4 octobre 1834.

position qui lui fût commode et agréable lorsqu'elle était couchée. Elle se crut enceinte, et même une sage-femme consultée sur ce point, l'engagea à préparer sa layette ; mais l'illusion ne fut pas de longue durée. Les douleurs prirent une acuité insolite ; des pertes rouges extrêmement abondantes se montrèrent d'abord dans l'intervalle des règles, et puis d'une manière presque continue. Les forces et l'embonpoint diminuèrent de plus en plus, et l emoral ne tarda pas à s'affecter à son tour.

Ce fut dans cet état que la malade se présenta dans un des hôpitaux de Paris, un an environ après l'invasion de sa maladie. On la garda sept ou huit jours en observation. Mais après avoir reconnu une maladie du col qui fut déclaré sans remède, on l'engagea à entrer aux Incurables.

Le médecin qui la vit quelques jours après, diagnostiqua un fongus du col, ne s'expliqua pas, du moins à la malade, sur la nature de la tumeur du ventre, et prescrivit, comme d'habitude, des pilules de poudre de feuilles de ciguë, des injections calmantes, des lavemens avec le camphre et le laudanum, et de l'eau rougie pour boisson. Plus tard il déclara la maladie incurable, l'opération impossible sans compromettre les jours de la femme, et conseilla de simples moyens palliatifs. Ce traitement fut suivi dix mois entiers, pendant lesquels la tumeur de l'abdomen diminua peu à peu et finit par disparaître : les pertes sanguines, d'abord extrêmement abondantes, se modérèrent et n'eurent plus lieu que dans l'intervalle des règles. Mais le col demeura dans le même état, et la malade, voyant qu'on ne tentait rien pour la guérison radicale, s'est décidée à se présenter chez M. Ricord.

Entrée le 15 juillet 1834, elle offre l'état suivant :

État général bon ; le facies est celui d'un individu affaibli par une longue maladie, mais n'a point cette teinte jaune paille qui accompagne souvent les lésions organiques de l'utérus ; douleurs lombaires sourdes ; un peu de sensibilité à l'hypogastre. Point de tumeur anomale appréciable au toucher. Règles régulières, se prolongeant de sept à huit jours ; pendant leur intervalle, un écoulement blanchâtre muco-purulent a lieu.

Le col est très volumineux et peut à peine pénétrer dans les valves du spéculum, écartées de toute leur largeur. Il est grisâtre, inégal, mamelonné, comme frangé et déchiqueté dans certains points; fongueux, friable, saignant avec la plus grande facilité. Le toucher est un peu douloureux; il procure un écoulement de sang très abondant. A droite du col, la maladie paraît limitée vers les insertions du vagin; mais à gauche elle se prolonge en haut, et semble filer du côté du corps. Ce dernier n'est pas plus volumineux qu'à l'ordinaire.

Il existe en outre sur la peau des cuisses, des avant-bras et des mains, une éruption dont la nature n'est pas facile à déterminer. Elle offre l'aspect d'une syphilide pustuleuse lenticulaire qui, dans quelques points, notamment vers la partie antérieure du carpe, passe à l'impétigo à base tuberculeuse. Cette éruption s'est manifestée sans cause connue, il y a environ quatre mois. La malade nie de bonne foi tout antécédent syphilitique. Cependant, comme le cas est douteux, et que des maladies du col analogues à celle qui nous occupe, ont souvent été avantageusement modifiées par les mercuriaux, on prescrit le traitement suivant :

Le 16 juin, tisane et sirop sudorifique, une pilule de proto-iodure à [illegible] grain. Bain, injection : décoction de morelle à chaque seringuée de laquelle on ajoute deux ou trois cuillerées de solution de sulfate d'alumine et de potasse à 1 once pour 1 livre d'eau. Pansement des ulcérations de la peau avec le cérat. Ce traitement est continué pendant cinq semaines.

Le 26 août, il ne reste plus de l'éruption que des taches sur les avant-bras et les cuisses. Mais le col ne s'étant nullement amélioré, M. Ricord se décide à en pratiquer l'amputation. La malade y est préparée par des bains, des lavemens et un peu de diète.

Le 27 août, jour de l'opération, la malade est placée comme pour être passée au spéculum, c'est-à-dire, le siége au bord d'un lit élevé, les cuisses écartées, les jambes fléchies sur les cuisses et maintenues par des aides. Le spéculum *porte-ligature*, armé de deux forts cordonnets de soie dont les quatre bouts, réunis deux à deux, sont passés de chaque côté dans un serre-nœud de Graeff et fixés à son curseur, est introduit dans le vagin d'après le procédé connu de M. Ricord.

Le col une fois embrassé par l'extrémité des valves, on pousse sur lu les ligatures en enfonçant les serre-nœuds; on tourne la tige ransversale qui se trouve à leur extrémité externe, et le col se trouve ainsi étreint par une anse antérieure et par une anse postérieure, qui, sur les parties latérales, vont se réunir dans les serre-nœuds.

Une première tentative est sans succès ; mais à la seconde, le col est parfaitement saisi ; des tractions lentes, douces et ménagées l'attirent vers l'orifice externe du vagin ; aussitôt qu'il devient apparent, un crochet airigne y est implanté, puis un second, un troisième, un quatrième, et enfin une pince de Muzeux, à mesure qu'il devient plus extérieur. Il est ainsi amené presque à l'orifice de l'anneau vulvaire ; son extrémité libre est au dehors : celle qui se joint au corps est encore cachée dans le vagin. Les airignes, reunies en un faisceau, sont confiées à un aide ; deux autres écartent fortement les grandes lèvres ; un troisième, avec le manche recourbé d'une cuiller d'étain, protége et relève le méat urinaire et le canal de l'urèthre.

On procède alors à l'amputation au moyen d'un bistouri convexe dirigé sur la pulpe de l'indicateur gauche, destiné à palper toutes les parties que doit diviser l'instrument, et écarter le vagin qui vient sans cesse s'offrir à son tranchant. L'amputation, rendue difficile par l'étendue du mal et la hauteur à laquelle il se prolonge vers le corps de l'utérus, est cependant terminée en dix minutes. Il reste en deux points deux petites indurations, qui sont enlevées avec des ciseaux courbes dirigés sur l'indicateur. Le sang s'échappe en abondance.

Rapportée dans son lit, la malade passe une heure fort tranquille. L'hémorrhagie se modère. Cependant il survient une forte syncope accompagnée de vomissement, qui dure dix minutes. On pratique le tamponnement à un pouce seulement au dessus de l'anneau vulvaire. Infusion de tilleul ; potion calmante, diète.

Deux syncopes surviennent encore dans la journée, moins fortes que la première. Un léger suintement sanguin se fait à travers le tampon : celui-ci est enlevé le soir. Mais comme il survient une nouvelle syncope, on le renouvelle par précaution. Pouls petit, 112 pulsations. Une peu de céphalalgie ; point de nausées ; quelques coliques. Point de sensibilité extraordinaire de l'abdomen.

Le 28 septembre, deuxième jour, la nuit a été tranquille, mais il y a eu peu de sommeil. Face pâle ; pouls aussi fréquent que la veille, un peu relevé. Point de nausées; moins de coliques; ventre un peu ballonné, peu sensible à la pression. La malade, dont le moral a toujours été très bon, se félicite de son opération. Émulsion *bis*; fomentations émoll. sur le ventre; inject. émoll. dans le vagin; diète.

Le 29 et le 30, troisième et quatrième jours, point de fièvre; ventre souple, sans coliques; point de selles. Même prescription, et de plus lavement émollient; bouillon coupé; un looch blanc.

Le 31 et les jours suivans, on remplace les injections d'eau simple par les injections avec de l'eau de morelle et le sulfate d'alumine et de potasse. On augmente progressivement les vivres de la malade, qui, huit jours après l'opération, mange la demie de pain et deux côtelettes.

Le 3 octobre, huitième jour, on examine la malade au spéculum. Les tissus voisins sont un peu revenus sur eux-mêmes. La plaie est de beaucoup rétrécie; elle commence à bourgeonner, et est recouverte d'une suppuration de bonne nature, offrant l'odeur de la suppuration des plaies simples. On touche avec le nitrate d'argent; injections avec un tiers de chlorure de soude dans deux tiers d'eau. Les injections produisent d'abord un picotement désagréable qui disparaît les jours suivans.

Le 9, quatorzième jour, plaie vermeille, couverte de bourgeons charnus, en pleine voie de cicatrisation. État général très bon. La malade se lève et se promène dans les salles. Cautérisation, nitrate d'argent. Injection; chlorure étendu d'eau.

Le 22, vingt-septième jour, il n'est plus possible de reconnaître si la malade a été opérée ou non. Le vagin, en s'unissant à ce qui reste du col, simule deux lèvres entre lesquelles se trouve la plaie rétrécie, vermeille, superficielle: on dirait un col à museau de tanche très large, dont les lèvres écartées laisseraient voir l'intérieur du col. Les tissus voisins ne sons pas indurés. La malade mange et digère bien, et se promène.

Le 26, elle sort guérie, après avoir été vue par MM. Marshall-Hall, de Londres; Dieffenbach, de Berlin; Cullerier, etc.

La tumeur enlevée, du volume d'une poire ordinaire, était évidemment fongueuse, mais elle ressemblait beaucoup aux végétations syphilitiques framboisées, bien qu'elle en différât en plusieurs points où le tissu était tantôt lardacé ou squirrheux, tantôt ramolli et infiltré de sang. Cette observation rappelle un cas semblable opéré par M. Ricord, et publié par *la Lancette*. Le succès a été aussi complet et s'est maintenu depuis quinze mois.

DES VÉSICATOIRES DANS LE TRAITEMENT DES BUBONS (1).

M. Orfila, doyen de la Faculté de médecine de Paris, a voulu acquérir de nouveaux titres à la reconnaissance des élèves, en favorisant à l'hôpital des Vénériens, une clinique à laquelle 160 lits ont été consacrés, savoir : 60 lits d'hommes, 60 de femmes, 25 de nourrices, et 30 d'enfans. Il est à regretter que l'administration des hôpitaux ne permette qu'à cinquante élèves de suivre cette clinique instructive, et que M. Ricord n'ait pas d'amphithéâtre pour faire ses cours. Nous faisons des vœux pour que M. Orfila fasse de nouveaux efforts pour obtenir de l'administration des hospices civils de Paris des moyens de rendre plus profitable le zèle éclairé de M. Ricord.

Placé sur un vaste théâtre d'observation où les cas de syphilis de tous genres se présentent et se renouvellent sans cesse, qu'il nous soit permis d'offrir de temps en temps, quelques uns de nos résultats thérapeutiques.

Les vésicatoires ont été employés dans le traitement des bubons; mais tous les praticiens ne sont point d'accord sur les circonstances précises qui les indiquent, et que nous tâcherons d'apprécier dans un prochain article sur ce sujet. M. Reynaud, médecin et professeur distingué de Toulon, a récemment proposé, dans un travail présenté à l'Académie de médecine, l'emploi du vésicatoire dans tous les cas, ou presque tous les cas de bubons, sans distinction d'espèce ou de temps de durée. D'après

(1) Extrait du répertoire clinique du journal des *Connaissances Médico-Chirurgicales*, 5e livr.

à placer sur les bubons un vésicatoire, qui, dès le lendemain, est pansé avec de la charpie imbibée d'une solution de deuto-chlorure de mercure : vingt grains pour une once d'eau, et voici les résultats que j'ai obtenus.

Sur vingt-trois malades affectés de bubons syphilitiques, où réputés tels, quinze n'étaient point encore arrivés à l'époque de la suppuration, et huit étaient déjà suppurés, la peau plus ou moins amincie, et la collection purulente réunie en foyer.

Des quinze premiers malades, sept ont dû avoir quatre vésicatoires successifs, la solution concentrée de sublimé corrosif n'ayant point entretenu la suppuration de la peau : de ce nombre, six ont guéri sans suppuration et par une résolution arrivée plus promptement que par les traitemens ordinaires ; chez un, la suppuration est survenue et il a fallu ouvrir. Les huit autres ont eu des vésicatoires : deux ont guéri par résolution, six se sont ouverts spontanément, dont deux avec un vaste décollement de la peau.

Sur les huit malades chez lesquels les bubons étaient déjà suppurés, et qui avaient également eu des vésicatoires placés d'après la méthode de M. Reynaud, deux ont guéri, sans que leurs bubons se soient ouverts, le pus s'étant peu à peu résorbé, et la peau, à la surface du vésicatoire, ayant offert cette sorte de transpiration purulente signalée par M. Reynaud. Chez les six autres, après des ouvertures spontanées et un grand décollement de la peau amincie, il a fallu en venir à la potasse caustique ou au bistouri.

Ces résultats que nous présentons ici en masse, et sans préciser les cas, puisque l'auteur de cette méthode l'applique à tous, ne nous a pas donné les mêmes résultats qu'à lui ; car M. Reynaud nous a dit qu'avec le vésicatoire les ouvertures spontanées des bubons étaient très rares, et que plus rarement encore, il était forcé d'en venir aux ouvertures artificielles.

Sans partager entièrement l'avis de mon confrère, nos résultats ayant été différens, je crois que le vésicatoire appliqué dans des circonstances convenables, et que nous apprécierons plus tard, est un puissant moyen dans le traitement des bubons.

EMPLOI DE LA TEINTURE D'IODE POUR LA CURE DE L'HYDROCÈLE.

Il se présente assez souvent, dans mes salles de clinique, des cas d'hydrocèle indépendans de toute cause syphilitique; et j'ai déjà pu employer, sur cinq malades, un moyen nouveau dans le traitement de cette affection, et qui m'a donné d'heureux résultats : ce moyen c'est la teinture d'iode étendue d'eau distillée et appliquée sur la tumeur à l'aide de compresses qui en sont imbibées, et dont on enveloppe le scrotum. Les différens degrés de concentration auxquels je l'ai employée, sont les suivans :

Prenez : Teinture d'iode ʒ j.
Eau distillée ℥ iij.
— Mêlez.

Prenez : Teinture d'iode ʒ ij.
Eau distillée ℥ iij.
— Mêlez.

Prenez : Teinture d'iode ʒ iij.
Eau distillée ℥ iij.
— Mêlez.

Prenez : Teinture d'iode ʒ vj.
Eau distillée ℥ iij.
— Mêlez.

Chez les sujets dont la peau est très délicate, et l'épiderme mince, la première formule suffit. Lorsqu'il y a moins de sensibilité, et de la dureté des tissus, on passe successivement aux autres formules. Il faut, pour que le médicament agisse, que les malades éprouvent une sensation de chaleur assez vive, mais supportable, et sans qu'il y ait brûlure ou vésication, que la peau du scrotum brunisse, ou passe au rouge brun, l'épiderme se *parcheminant*, et formant des écailles qui se détachent, en laissant au dessous une sorte de transpiration grasse, toujours sans vésication. Tant qu'on n'obtient pas ces résultats, il faut augmenter la dose de la teinture d'iode, la quantité d'eau distillée restant la même; mais quand on est arrivé à produire ces effets, on s'en tient au même degré de concentration de la teinture, en renouvelant deux fois par jour les compresses qui en sont imbibées. — S'il survient de la douleur, on suspend pendant quelques jours, et on reprend ensuite jusqu'à disparition complète de la tumeur.

Les observations suivantes, rédigées par M. Rattier, et recueillies dans mon service, montreront les résultats avantageux de cette méthode de traitement.

Gouttel (Jean), était, depuis neuf ans, affecté d'une hydrocèle du côté gauche, dont la formation avait été précédée d'une orchite, résultat d'un coup sur le testicule. La tumeur est demeurée stationnaire jusqu'à ce jour 5 octobre; son volume égale celui d'un gros œuf de dinde; la tunique vaginale paraît distendue avec plus de force que de coutume; mais on ne remarque aucun symptôme d'inflammation.

M. Ricord ordonna l'usage de la teinture d'iode à deux gros. Jusqu'au quatrième jour l'action du médicament est peu marquée; le sixième l'épiderme se détache en écailles brunâtres, une transpiration abondante se produit; le septième la tumeur est beaucoup moins tendue; il se forme sur le scrotum une espèce de pellicule sèche et noirâtre. Le 15 octobre, nouvelle exfoliation, le scrotum est très humide; la tumeur diminue de volume, elle n'a plus que le tiers de sa grosseur primitive : on porte la solution d'iode à trois gros; les phénomènes que nous avons signalés se reproduisent régulièrement jusqu'au 2 novembre, et le malade sort guéri. M. Ricord a revu Gouttel le 25 novembre, et la cure a paru radicale.

A cette observation nous ajouterons celles que nous avons déjà publiées dans la *Gazette des Hôpitaux* et recueillies également dans le service de clinique de M. Ricord.

Verger (Pierre), 4ᵉ salle, nº 14, affecté d'une hydrocèle enkystée du cordon, a été gueri, après quinze jours de traitement, par l'usage de la teinture d'iode, d'abord employée pendant cinq jours à un vingt-quatrième, et les suivans à un douzième.

Cardot (Claude), 1ʳᵉ salle, nº 4. Ce malade a été parfaitement guéri d'une hydrocèle, d'un volume considérable, en trente-six jours. Pendant les quinze premiers jours on a employé la solution de la teinture d'iode à deux gros, et puis à trois gros.

Fauché (Jacques), 1ʳᵉ salle nº 29. Pour la cure radicale d'une hydrocèle compliquée d'induration du testicule, il a fallu trente-cinq jours de traitement; pendant les dix premiers la solution était à deux gros.

Delorme, 1re salle, n° 18. Chez ce malade le traitement a été long, mais en quelque sorte en proportion du volume de l'hydrocèle; la solution de deux gros a été employée pendant trente jours à peu près, et pendant vingt, la solution à trois gros.

CHUTE ET RENVERSEMENT DU RECTUM. — OPÉRATION (1).

Obs. — Au n° 26 de l'infirmerie des femmes (service de M. Ricord), est couchée la nommée Foy, âgée de 49 ans, d'une constitution assez forte, que les souffrances seules ont affaiblie depuis quelque temps.

Jeune encore, elle fut atteinte du mal vénérien; c'est à 21 ans qu'elle entra pour la première fois à l'hôpital du Midi, pour y être soignée d'une blennorrhagie accompagnée de chancres aux lèvres génitales, et de végétation à l'anus. Après six semaines de séjour, M. Cullerier, l'oncle, la renvoya guérie. Il l'avait soumise à un traitement mercuriel complet par la liqueur de Van-Swieten et les frictions mercurielles. À 26 ans, sans s'être exposée de nouveau, a-t-elle assuré, sans s'être livrée *à aucun coït anormal*, elle rentra à l'hôpital des Vénériens atteinte de nombreuses végétations et de larges ulcérations au pourtour de l'anus (la vulve était saine). Elle resta cette fois plus d'une année dans les salles de M. Cullerier, l'oncle. Deux fois on fut forcé de suspendre son traitement intérieur, à cause des accidens qu'il occasiona : mais ce qu'il y a déjà de remarquable par rapport à l'affection qu'elle porte aujourd'hui, c'est que les végétations de l'anus furent coupées très souvent, et surtout coupées très largement. Les ulcérations furent combattues d'abord par une foule de caustiques liquides et, en dernier lieu, cautérisées avec le fer rouge. Soit à la suite de ce traitement actif, soit à la suite des désordres organiques déjà produits par les ulcérations vénériennes, une fistule à l'anus complète s'établit : la malade rendait des matières

(1) Extrait de la *Gazette médicale* du 5 mars 1834.

et des gaz intestinaux par son orifice situé en arrière : on n'appliqua aucun traitement à cette lésion, dont les traces ont été effacées par les ulcérations qui ont depuis ravagé ces parties. La malade n'était pas guérie, de nombreux chancres occupaient encore l'orifice inférieur du rectum, lorsqu'elle demanda à partir.

A cette époque, âgée de 27 ans, elle remplissait parfaitement ses fonctions digestives; elle retenait facilement ses matières fécales : aucune selle involontaire n'avait lieu, et elle reprit ses travaux ordinaires de blanchisseuse, en cesssant les traitemens qui auraient pu la guérir radicalement. Pendant 18 ans, elle n'éprouva qu'une gêne locale, qu'une douleur passagère à l'anus, et cela à l'instant des évacuations alvines. Cependant, ce qui est très important à noter, à plusieurs reprises elle eut, par l'anus, de véritables hémorrhagies contre lesquelles elle ne fit aucune médication. A 44 ans elle cessa d'être réglée; et alors, d'une manière très sensible, elle s'est aperçue que son mal augmentait. Les douleurs, les élancemens, les pertes sanguines se sont souvent renouvelés depuis cinq ans. A 47 ans, elle fut prise tout à coup, et sans cause appréciable, d'une paralysie de la langue et du pharynx, pour laquelle elle entra dans l'un des grands hôpitaux de Paris. Traitée par les moyens convenables, elle n'a conservé de cet accident qu'un peu de surdité et de la difficulté pour articuler les mots. Ce fut pendant les six semaines de séjour qu'elle fit dans cet hôpital, qu'à la suite d'une ophthalmie grave, elle perdit l'œil gauche, et qu'on la renvoya ensuite aux Capucins pour être traitée de la maladie vénérienne dont elle restait affectée, l'anus étant encore le siége d'ulcérations aussi graves qu'au début.

En 1832, sur les derniers temps de l'épidémie du choléra-morbus, soumise elle-même à sa fâcheuse influence et prise d'une diarrhée très abondante, elle vit la chute de son rectum s'opérer. Il y a quatre mois, à peu près, de cette nouvelle complication. Depuis ce temps la malade s'est beaucoup affaiblie, des garde-robes très fréquentes l'ont alitée, et cette dernière circonstance l'a seule engagée à rentrer, pour la troisième fois, à l'hôpital du Midi.

Cette femme est maigre, affaiblie, inquiète. Les organes thoraciques paraissent sains; il y a de l'appétit; la langue est bonne, et le ventre indolent à la pression ; seulement, de temps en temps, quelques coliques. Des selles liquides et très fréquentes ont lieu ; elles sont involontaires, et la malade en est sans cesse salie. Examinée, voici l'état des parties malades : Une tumeur de 3 pouces de long, sur 2 pouces de diamètre, occupe la région coxale. Un peu plus saillante du côté gauche, plus large à sa partie adhérente qu'à son extrémité libre ; elle offre la forme d'un cône obliquement tronqué. Sa couleur n'est pas uniforme ; en effet, sa partie la plus déclive est d'un rouge plus intense que le reste de son étendue. Fongueuse en quelques points, sa consistance est celle du tissu fibreux ou même du cartilage ; très douloureuse au toucher, elle saigne avec facilité et est sans cesse recouverte d'un mucus sanieux et de matières fécales. A son sommet existe un orifice par où sortent les excrémens. Le doigt indicateur introduit dans sa cavité sent bientôt la muqueuse rectale à l'état à peu près normal. La base adhérente, circonscrite par les fesses, le périnée et le coccyx, est entourée par une espèce de cul-de-sac que la peau, venant des parties que nous avons indiquées, forme en s'enfonçant du côté de la cavité du bassin, de près d'un pouce dans quelques points, pour se perdre ensuite sur la tumeur, ici d'une manière brusque, là en passant insensiblement de la forme cutanée externe à la forme muqueuse, et enfin, dans d'autres parties de la circonférence, en alternant de manière à présenter tantôt une portion de zône cutanée, tantôt une portion de zône muqueuse. Nulle part on ne trouve des traces de la conformation naturelle de l'anus ; aucun vestige de sphincter, pas un pli, pas un des rayons cutanés concentriques qui caractérisent cette région ; du côté du coccyx existent seulement quelques languettes de peau irrégulièrement festonnées et qui paraissent en être des débris ; enfin l'intestin qui forme cette tumeur semble tomber, faute de plancher destiné à le soutenir, et par cette raison même n'étant point étranglé à sa circonférence, après sa sortie, sa réduction est aussi facile que sa rechute, que le moindre effort détermine.

L'opération résolue, la malade fut couchée sur le côté gauche, le membre pelvien de ce côté étendu, tandis que le droit était à demi fléchi. M. Ricord traversa alors la tumeur dans quatre points opposés, avec des aiguilles courbes garnies de fils et portées à un demi-pouce de hauteur, afin de fixer la tumeur et de pouvoir l'entraîner au dehors. La section fut commencée avec le bistouri convexe, sur la partie gauche, la plus déclive par rapport à la position de la malade. Aussitôt qu'une moitié de l'épaisseur de la tumeur fut traversée par l'instrument tranchant, une membrane lisse vint former hernie à travers la plaie; son doigt, aussitôt introduit dans le vagin, s'assura qu'il n'était pas déplacé; un autre doigt, dirigé dans la portion intérieure du rectum renversé, et qui n'avait pas encore été divisée, reconnut que cette membrane lui formait une tunique externe, qui ne pouvait être le péritoine, car il ne descend pas aussi bas, ainsi que des recherches d'anatomie chirurgicale l'ont prouvé. La section fut donc continuée circulairement, et la tumeur emportée en totalité et d'une seule pièce. Un principe excellent sur lequel M. Ricord a beaucoup insisté, et qui lui avait déjà bien réussi dans ses premières opérations, est de lier les artères aussitôt qu'elles sont divisées, et de ne continuer la section qu'après s'être rendu maître du sang; car, au contraire, si on veut de suite terminer l'amputation, pour faire après toutes les ligatures, les vaisseaux, qu'on ne peut plus faire saillir par la tumeur encore adhérente, se rétractent et donnent lieu à une hémorrhagie dont on ne peut atteindre la source, et que la cautérisation et le tamponnement ne tarissent pas toujours, ainsi que l'expérience l'a prouvé, entre des mains même très habiles.

L'opération terminée d'après ces principes, sans que la malade eût perdu quatre onces de sang, on put voir, dans le fond de la plaie, la portion du rectum coupée perpendiculairement dans toute son épaisseur, et ayant son calibre normal. Lorsque la malade faisait quelques efforts, comme pour vomir, elle venait former saillie au milieu de la plaie; mais aucune autre partie ne s'y présentait.

Pour le pansement, on appliqua une compresse carrée, enduite de cérat, par dessus de la charpie maintenue par des compresses et un bandage en T. On n'introduisit ni mèche, ni tampon.

Anatomie pathologique de la tumeur enlevée.

Elle avait 2 pouces 9 lignes de hauteur en arrière, vers le coccyx; 2 pouces sur les parties latérales et en avant. Une assez grande quantité de tissu cellulaire graisseux entourait, surtout en arrière, le bout de l'intestin. Elle était recouverte, dans toute sa surface externe, et partout circulairement et sans interruption, par une couche de tissu cellulaire très lisse superposée à d'autres couches également disposées et qui avaient fait hernie, comme il a été dit plus haut, à travers la première incision. L'examen de cette pièce confirma l'examen de la malade, et donna la certitude que ni le vagin, ni le péritoine n'avaient été lésés.

Le rectum, complètement renversé, dans la portion amputée, offrait à son intérieur une membrane muqueuse d'un rouge d'autant plus intense que la partie était plus déclive. Cette muqueuse était distincte des autres tuniques; elle avait une demi-ligne d'épaisseur (les tuniques réunies en offraient 2 et demie). Du reste, les tissus étaient durs, cartilagineux dans quelques points, et fibreux dans d'autres, sans qu'on y découvrît aucune trace de nouvelle organisation, ou rien qu'on pût rapporter au cancer. La malade est arrivée au troisième jour de l'opération dans un état assez satisfaisant.

Les causes de ce déplacement du rectum, dit M. Ricord, sont surtout la destruction de l'anus par les ulcérations vénériennes, et le relâchement joint aux efforts fréquens de garde-robes du dévoiement cholérique dont la malade a été affectée. La base de cette tumeur creuse est circonscrite à l'extérieur de toute part, ainsi qu'on a pu le voir, par son cul-de-sac qui ne laisse pénétrer les doigts qu'à un pouce de profondeur au plus. Elle n'est donc pas formée par le colon; car alors le doigt irait à une grande profondeur sans être arrêté, et la tumeur aurait une plus grande étendue. Mais le rectum se trouve-t-il déplacé en totalité, ou existe-t-il seulement une chute de sa membrane muqueuse? les rapports du rectum, ses connexions avec les parties voisines, ne font admettre qu'avec réserve un déplacement de sa totalité. Levret, dans l'observation qu'il a rapportée, dit que lorsque la membrane muqueuse seule forme la tumeur, ce qu'il regarde avec raison comme les cas les plus communs, la matrice chez les femmes n'éprouve aucun déplacement; tandis qu'au contraire, quand l'intestin est déplacé dans toute son épaisseur, l'utérus entraîné s'abaisse dans le vagin et se rapproche de la vulve. Mais ce signe, qui de prime abord peut paraître très important, n'a cependant pas une grande valeur, quand on se rappelle que la matrice peut être fort basse, surtout chez les femmes qui ont eu des enfans, sans que le rectum soit déplacé; il ne peut être vraiment de quelque utilité, pour le diagnostic différentiel, que dans les cas où l'utérus conserve sa position normale, tandis qu'une tumeur appartenant au rectum fait saillie hors de l'anus. Chez la femme qui fait le sujet de l'observation et qui a eu des enfans, la matrice est basse; mais, d'après ce qui vient d'être dit, on ne saurait en conclure que l'intestin est déplacé en totalité; l'épaisseur que la tumeur présente le ferait plutôt présumer. D'après les observations rapportées par Marc-Aurèle Séverin, Levret, Benninger et autres, le pronostic est grave, soit qu'on abandonne la maladie à elle-même, soit qu'on en tente la cure; cependant une mort prochaine étant inévitable dans le premier cas, on doit avoir recours aux ressources de l'art, bien qu'elles soient accompagnées de dangers; car pour cette femme l'appareil de Gooch, les boules d'ivoire percées, l'éponge de Callisen, les pessaires et les différens appareils conseillés pour soutenir le rectum ne sauraient convenir à éloigner le terme fatal. Le cautère actuel, la ligature et l'instrument tranchant sont les seuls moyens qui peuvent présenter quelque efficacité. Sans m'arrêter sur les inconvéniens de la ligature que M. Howship peut préférer dans les cas de tumeurs nées sur la muqueuse rectale, sans combattre ici Marc-Aurèle Séverin, malgré le succès de M. Kluyskens et quelques autres pour l'emploi du cautère actuel, c'est à l'instrument tranchant, dit M. Ricord, qu'il faut évidemment recourir; et ici deux procédés se présentent : l'opération proposée par M. le professeur Dupuytren et l'amputation de la tumeur; mais la disposition des parties ne permettant pas, ainsi qu'on a pu le voir, de pratiquer le premier de ces procédés, c'est à l'amputation seule qu'il faut avoir recours. L'amputation est praticable; je l'ai faite deux fois déjà, l'une à l'hôpital de la Pitié, l'autre à l'hôpital des Vénériens, et si je n'avais encore celles pratiquées par M. Lisfranc, je trouverais dans Faget et dans Sabatier de quoi m'encourager.

UN MOT

SUR LE PHIMOSIS

ET

DESCRIPTION D'UN NOUVEAU PROCÉDÉ POUR LA CIRCONCISION.

1° Le phimosis est complet ou incomplet.

2° Le phimosis est permanent ou temporaire.

3° Le phimosis permanent peut être congénial ou accidentel.

4° Le phimosis permanent peut exister avec excès de longueur du prépuce, avec un prépuce ne couvrant pas tout le gland, avec excès de longueur du frein, avec des adhérences au gland anciennes ou récentes, complètes ou incomplètes; avec des cicatrices, des indurations, des végétations, des dégénérescences, des chancres, des affections herpétiques, avec des perforations du prépuce.

5° Le phimosis temporaire peut être inflammatoire ou œdémateux, compliqué d'érysipèle, de tension considérable, de menace de gangrène, de gangrène même, de balanite, de blennorrhagie, de chancres, de végétations, d'herpès, de perforation du prépuce, de difficulté d'uriner ou de rétention complète d'urine, etc. Avant son développement, il y avait déjà un peu d'étroitesse du prépuce, ou bien, pour nous servir de l'expression vulgaire, le malade décalottait bien, le limbe du prépuce étant très large.

6° Toutes ces variétés du phimosis ont leurs signes diagnostiques, et pour le pronostic et le traitement il est important de les reconnaître; ils ne sauraient dans aucun cas exiger le même traitement, et surtout la même opération.

7° Le phimosis temporaire, ainsi que son nom l'indique, arrivé chez des personnes qui auparavant décalottaient bien, cède sans qu'on ait besoin d'opérer.

8° Le phimosis permanent avec excès de longueur du prépuce ou avec des indurations du pourtour de cette enveloppe cutanée, exige la circoncision, à moins de vouloir remédier, dans un grand nombre de cas à une difformité par une autre difformité. Quand il y a des adhérences récentes faciles à détruire, il faut les disséquer; quand elles sont trop intimes et surtout trop étendues, il faut se contenter d'enlever assez de prépuce pour bien découvrir le méat urinaire; quand il y a excès de longueur du frein, il faut en faire la résection; lorsqu'il existe des végétations, elles doivent être enlevées; s'il y a des chancres, à moins d'indications pressantes, il faut attendre qu'ils soient guéris pour opérer, afin de ne pas s'exposer à augmenter leur étendue en inoculant la plaie résultant de l'opération. Si l'opération est faite, les chancres existant encore, il faut, si on le peut, les enlever dans la section. De cette manière quelquefois on peut emporter tout le mal, qui n'est quelquefois que local. D'autres fois, quand on en laisse, il faut, autant qu'on le peut, cautériser de suite. Lorsqu'il y a des perforations du prépuce, elles doivent être emportées dans l'opération.

9° Lorsque le prépuce est court, la section par la partie supérieure, par l'ancien procédé peut suffire. Si le prépuce n'est étroit qu'à cause de végétations développées entre lui et le gland, il suffit d'une petite incision; dans le cas contraire, il faut inciser jusqu'au niveau de la base du gland, en évitant de rencontrer sur le trajet de l'incision les chancres s'il en existe, et en intéressant les perforations qui pourraient avoir lieu, si on n'a pas l'intention de faire la résection des angles. Dans le cas où on opère cette résection, ce qui vaut mieux pour ne pas laisser de difformité, on doit, autant que possible, emporter les chancres, les végétations et les indurations dont le prépuce pourrait être le siége. Il faut savoir toutefois, que par la section supérieure, on laisse à quelques malades une languette de prépuce allongée et correspondante au frein qui constitue, chez quelques sujets, une véritable difformité, et qui est sujette à se tuméfier et à devenir œdémateuse.

Je préfère, dans certains cas, faire à la partie supérieure du prépuce, un pli plus ou moins étendu en le pinçant longitudinalement, et j'enlève ainsi un lambeau qui laisse une division en forme de V, dont la base est prise sur le limbe du prépuce, et le sommet dirigé vers la base du gland.

10° Quant à la section de la partie inférieure du prépuce à la méthode de Celse, opération que M. le professeur Cloquet a rajeunie et recréée en la perfectionnant, elle n'expose pas plus que la section supérieure à blesser l'urèthre; car on a vu deux fois le gland fendu par des hommes à réputation, tandis qu'ils pratiquaient la section supérieure du prépuce. Cependant je la rejette dans le plus grand nombre des cas, surtout quand on veut l'appliquer au phimosis avec excès de longueur du prépuce; car elle donne lieu à une difformité en tout semblable à celle qu'on observe dans les premiers degrés de l'hypospadias, difformité dans laquelle le prépuce forme un large capuchon sur le gland, un prépuce en casque, et qui est très gênant dans le coït, qui se tuméfie sous l'influence de froissemens répétés, et est très sujet à s'affecter d'œdème.

Sans remonter ici à l'histoire de la circoncision, sous les rapports religieux, hygiènique et thérapeutique, sans passer en revue les différens procédés opératoires qui ont été proposés pour la pratiquer, qu'il me soit permis d'indiquer la méthode que j'emploie journellement à l'hôpital des Vénériens.

Premier temps. La verge étant dans le relâchement, sans faire éprouver de traction à la peau qui forme le prépuce, je trace, avec de l'encre, une ligne qui suit, dans toute sa circonférence, la direction oblique de la base du gland, à deux lignes de distance, en avant, de cette base.

Second temps. Cela étant fait, j'attire le prépuce en avant et je le fixe entre les mors d'une pince à pansement placée immédiatement au devant du gland, et derrière la ligne tracée à l'encre, dont elle suit la direction, et tenue par un aide, les anneaux du côté de la face dorsale de la verge, et non transversalement, comme on l'a conseillé dans un autre procédé.

Troisième temps. La portion du prépuce qui dépasse les mors des pinces, est alors saisie avec les doigts de la main gauche de l'opérateur, ou avec des pinces à dissection; tandis que la main droite, armée d'un bistouri droit, en fait la section, en suivant la direction oblique des pinces qui, placées en avant du gland, le défendent, et servent en quelque sorte de règle au bistouri.

Quatrième temps. Cette partie étant coupée, la doublure muqueuse qui, par sa disposition anatomique, ne se laisse pas entraîner en avant comme la peau, reste entière sur le gland qu'elle recouvre, et doit être divisée, si on ne veut pas s'exposer à un phimosis ou à un paraphimosis secondaire, ainsi que cela est souvent arrivé. Pour pratiquer ce temps de l'opération, je fends d'un seul trait, et avec des ciseaux cette muqueuse, sur la face dorsale du gland, et jusqu'à sa base; saisissant ensuite, l'un après l'autre, les deux lambeaux résultant de la division que je viens d'indiquer, j'en pratique la résection de chaque côté, en rasant la couronne du gland jusqu'au frein, puis d'un seul coup, tenant les deux lambeaux réunis, je coupe le frein que j'emporte avec eux. Lorsque la portion de membrane muqueuse qui reste sur le gland, pour lui former une sorte de prépuce, n'est pas trop grande, je me contente de la fendre sur la face dorsale jusqu'à la couronne du gland, et je renverse ensuite sur les côtés chaque lambeau, pour le mettre en contact avec le bord saignant de la peau préalablement divisée, comme il a été dit plus haut.

Les résultats de la circoncision, d'après ma méthode, m'ont paru plus favorables que ceux obtenus par les autres procédés, ainsi que l'on pourra s'en convaincre à l'hôpital des Vénériens. La guérison a lieu du vingtième au vingt-cinquième jour. Jamais il ne reste après de difformités, ni la crainte de voir survenir un phimosis, ou un paraphimosis consécutif à l'opération.

Après l'opération, l'artère du frein ou quelques branches du prépuce fournissent souvent beaucoup de sang, et doivent être tordues ou liées. Il faut ensuite faire un pansement très léger, à l'aide de la croix de Malte, et tenir la verge constamment couverte d'eau froide, pour éviter les érections et l'inflammation. Le quart de lavement suivant est administré, le soir, aux malades, dans le but aussi de prévenir les érections.

Prenez :	Camphre	gr. x
	Extrait gom. d'op. .	gr. j
	Jaune d'œufs.	ʒ j
	Eau	℥ jv
	M. P. A.	

NOTE SUR L'IDENTITÉ
DE LA
GONORRHÉE ET DE LA SYPHILIS.

(Extrait du journal des *Connaissances Médico-Chirurgicales*, 2e ann., 4e livr.)

M. le professeur C. W. Hufeland dit (1) dans son journal :

« La gonorrhée produite par une infection est toujours syphilitique ; mais elle est modifiée, atténuée et rendue moins infectante à cause de l'organisation particulière de la muqueuse de l'urèthre, et par la présence de l'humeur sécrétée par cette dernière. »

Les preuves que M. Hufeland donne de l'identité de la gonorrhée et de la syphilis, et qui lui paraissent claires et concluantes, sont :

« 1° *Mêmes causes :* Deux individus sont infectés par la même personne : l'un gagne une *gonorrhée,* l'autre un chancre syphilitique.

« 2° *Mêmes effets :* Une personne affectée de la *gonorrhée* peut donner la syphilis à une autre personne, et propage l'infection sur elle-même. La matière de la *gonorrhée,* introduite dans les yeux, donne lieu à une ophthalmie vénérienne ; ou bien, une *gonorrhée* qui a été supprimée trop vite par les injections donne lieu aux bubons, aux chancres, aux condylômes, etc. L'expérience journalière, ajoute-t-il, nous apprend que les *flueurs blanches,* qui, chez les femmes, viennent à la place de la *gonorrhée,* peuvent donner lieu à la syphilis.

« 3° *Mêmes agens médicamenteux :* Le plus grand nombre des

(1) Revue des journaux de médecine allemands. (*Gazette médicale de Paris* du 3 août 1834.)

gonorrhées est guéri, soit par la nature, soit par les antiphlogistiques; mais, en cas de non guérison, et s'il survient, par exemple, des douleurs dans le canal de l'urèthre, dans la gorge, et d'autres symptômes consécutifs, le calomel est toujours le meilleur moyen.

« La différence du virus gonorrhéique d'avec le virus chancreux, est que le *premier se trouve comme enveloppé par la matière de la sécrétion muqueuse*, et devient, par là même, d'une nature plus muqueuse et plus dense; de telle sorte qu'il perd de sa force infectante, tant pour le malade que pour les personnes auxquelles il pourrait se communiquer; enfin, il arrive parfois qu'il est rejeté avec les humeurs excrétées. Le virus chancreux, au contraire, est plus actif et plus corrosif; de même que le sublimé, ou tout autre poison, introduit dans le corps d'une manière isolée, est plus énergique que lorsqu'il est enveloppé d'un enduit muqueux. »

Sans vouloir passer ici en revue tous les argumens donnés pour ou contre l'identité de la gonorrhée et de la syphilis, dans un procès qui, depuis long-temps, est débattu sans être jugé, qu'il me soit permis, à l'occasion des propositions qui précèdent, de signaler ici les résultats des nombreuses observations que j'ai pu recueillir à ma clinique de l'hôpital des Vénériens.

Que peut entendre M. Hufeland par infection, en fait de gonorrhée ou de blennorrhagie? Suffit-il qu'un individu ait contracté une gonorrhée, sans s'inquiéter de la nature intime de l'écoulement? ou bien faut-il que la gonorrhée soit d'essence syphilitique? Afin d'être conséquent, dans l'opinion de M. Hufeland, pour qu'une *gonorrhée produite par infection soit toujours syphilitique*, il faut nécessairement que celle qui lui a donné lieu, chez un autre individu, soit elle-même syphilitique, attendu qu'on ne peut pas admettre, dans l'état actuel de la science, qu'une blennorrhagie, due à un irritant chimique, par exemple, chez une personne, puisse produire une gonorrhée syphilitique chez une autre. Mais si l'on convient que la gonorrhée syphilitique puisse seule produire, par infection, une autre gonorrhée syphilitique, il faudra nécessairement la distinguer de la gonorrhée bénigne non-virulente, qui peut se transmettre aussi par le coït; autrement, lorsqu'une personne aura contracté une blennorrhagie d'une autre personne affectée de blennorrhagie, par cela seul que la maladie aura été transmise d'un individu à un autre, on ne pourra pas dire qu'à coup sûr la gonorrhée est syphilitique.

Or, il est bien évident aujourd'hui, pour tous les observateurs attentifs, qu'il est impossible de distinguer entre elles, et dans tous les cas, la blennorrhagie syphilitique et celle qui a été produite par une disposition individuelle, par un vice herpétique, par un flux menstruel, par des irritans chimiques, etc., ainsi que je l'ai démontré dans mon article sur la blennorrhagie chez les femmes, et que ce n'est que par ses conséquences qu'on peut dire qu'une gonorrhée est ou simple ou due à une infection virulente : d'où il suit qu'il faut renverser la proposition de M. le professeur Hufeland, et dire : toute gonorrhée syphilitique est due à une infection; et non : toute gonorrhée contractée par infection est de nature syphilitique : ce qui ferait présumer qu'on peut, de prime abord, distinguer les cas d'infection et se servir de ce mode de propagation comme moyen de diagnostic, ce qui est impossible : car on ne sait, je le répète, qu'il y a infection, qu'alors qu'on a établi le diagnostic de la gonorrhée et reconnu sa nature.

Mais, en admettant des blennorrhagies virulentes, les blennorrhagies sont-elles de même nature que les chancres syphilitiques? et n'en diffèrent-elles que parce que la gonorrhée syphilitique est modifiée, atténuée et rendue moins infectante à cause de l'organisation toute particulière de la muqueuse de l'urèthre, et par la présence de l'humeur sécrétée par cette dernière? Non, sans doute : car l'urèthre n'est pas le siége unique de la blennorrhagie; et que, d'un autre côté, pour que cela fût vrai, il faudrait que les muqueuses qu'affecte la blennorrhagie ne pussent être attaquées par aucune autre forme de maladies vénériennes : ce qui n'est pas; puisque, si vous mettez du pus de chancre sur une muqueuse, celle de l'urèthre, du vagin, de l'utérus, des yeux, etc., vous produirez des chancres; tandis que la matière blennorrhagique, appliquée de la même manière et dans les mêmes circonstances, peut produire une blennorrhagie, mais jamais un chancre, ainsi que nous avons pu nous en convaincre, et comme le prouvent les expériences que j'ai rapportées dans mon Mémoire sur l'inoculation de la vérole, lu à l'Académie royale de médecine.

Si, pour preuve d'identité, on a recours aux causes, on est obligé de convenir que, jusqu'à ce jour, les observations n'ont point été rigoureuses sous ce rapport. Ainsi, par exemple, on a dit qu'une femme était affectée seulement de blennorrhagie, lorsqu'à l'examen des parties externes de la génération on a trouvé un écoulement sans chancres, sans ulcérations visibles au dehors; et l'on n'a pas constaté, dans tous les cas, si, au delà de l'anneau vulvaire, dans les profondeurs du vagin, sur le col de la matrice, il n'y avait pas d'ulcérations, de chancres syphilitiques; et on a trouvé que des femmes, dans ces conditions, pouvaient donner des chancres à un individu, et à un autre une gonorrhée; d'un autre côté, on a vu des hommes, n'avoir qu'un écoulement, communiquer des chancres à une femme, et une blennorrhagie à une autre; et on a encore conclu l'identité de la blennorrhagie et du chancre, sans s'inquiéter si, chez ces hommes affectés de prétendues blennorrhagies, il n'y avait pas autre chose dans leur canal qu'on ne peut explorer à cause de sa conformation!

Pour moi, qui ne me suis plus contenté d'un examen superficiel pour établir mon diagnostic, et qui, chez la femme, ai toujours examiné avec soin toute l'étendue des organes génitaux, j'ai trouvé que, toutes les fois qu'il y avait seulement inflammation catarrhale, flux blennorrhagique sans ulcération de la nature du chancre syphilitique, jamais, avec la matière des écoulemens, on ne pouvait produire de chancres par voie d'inoculation; tandis que, toutes les fois qu'il existait des chancres, du pus, pris à la surface de ces chancres, et inoculé sur d'autres parties, produisait constamment un chancre : d'où l'on doit conclure que toutes les fois qu'une personne, n'offrant en apparence qu'un écoulement blennorrhagique, donne des chancres, elle doit elle-même être affectée de chancres cachés : ainsi que nous avons pu nous en convaincre chez la femme à l'aide du spéculum, et, comme je l'ai démontré expérimentalement à ma clinique, sur l'urèthre de l'homme.

Si, encore pour preuve d'identité entre la gonorrhée et le chancre, on prétend que les effets sont les mêmes, je répondrai par les argumens que je viens de donner à propos des causes, et qui sont le résultat d'expériences répétées.

Dans tous les cas où une personne affectée de gonorrhée a

donné une syphilis à une autre, ou a présenté elle-même des symptômes secondaires, a-t-on pu, par une exploration rigoureuse, constater l'état des tissus, siége de la prétendue gonorrhée dans toute leur étendue?

La matière de la gonorrhée, introduite dans les yeux, donne lieu à une opthalmie vénérienne; mais cela prouve-t-il que la gonorrhée soit identique avec le chancre? Il s'en faut de beaucoup.

Il faudrait pour cela que de la matière gonorrhéique, introduite dans les yeux, y produisît tantôt des chancres, tantôt une opthalmie blennorrhagique, et que la matière de l'opthalmie blennorrhagique pût, par voie d'inoculation, produire le chancre, ce qui n'est pas, ainsi que des expériences répétées l'ont prouvé; non pas que les paupières ne puissent pas être le siége de chancre, car j'en ai montré deux beaux cas à ma clinique, et qui étaient dûs au transport de la matière de chancres actuellement existant aux parties génitales, mais toujours par cette raison qui veut que la matière de la blennorrhagie, prise sur une surface non affectée de chancre, ne produise pas de chancre.

D'un autre côté, on n'a jamais cité d'observation d'individus ayant seulement eu une opthalmie blennorrhagique qui aient été plus tard affectés de symptômes secondaires.

Les bubons, les chancres, les condylômes, a-t-on dit, sont surtout les conséquences d'une gonorrhée trop vite supprimée par les injections? Quant aux bubons, suite de blennorrhagie non accompagnée de chancres, toutes les fois qu'ils ont suppuré, et que j'ai pu étudier leur nature à l'aide de l'inoculation, j'ai toujours reconnu qu'ils étaient seulement sympathiques; les bubons symptomatiques, suite du chancre, et qui suppurent, donnent toujours lieu à l'inoculation comme les chancres eux-mêmes. Pour ce qui est des chancres, etc., quand ils arrivent à la suite d'une blennorrhagie supprimée, c'est qu'il y avait, indépendamment de la blennorrhagie, une infection de chancre; enfin, pour ce qui regarde les *flueurs blanches* qui, chez les femmes, remplacent la gonorrhée, et qui peuvent donner lieu à la syphilis, j'ai prouvé, dans un travail lu à l'Académie de médecine, et inséré dans le second fascicule de ses mémoires, que, dans ces circonstances, il existait autre chose que des flueurs blanches, et que les parties cachées et profondes du vagin, du col de la matrice et de sa cavité, étaient le siége de lésions que j'ai signalées.

Enfin, si la gonorrhée, par ses conséquences, était identique au chancre, les affections secondaires devraient être bien plus fréquentes; la blennorrhagie, ainsi que tout le monde est forcé d'en convenir, étant aussi bien plus commune que les chancres, et n'étant le plus ordinairement traitée que par des moyens simples ou abandonnée à elle-même, tandis que les personnes qui présentent des symptômes secondaires, ont le plus souvent eu, pour antécédens, des chancres; le diagnostic restant incertain chez celles qui n'accusent qu'une blennorrhagie, cette blennorrhagie n'ayant, dans aucun cas, jusqu'à l'heure au moins, été démontrée rigoureusement, comme ayant existé seule et sans complication de chancres cachés.

Pour prouver encore l'identité de la gonorrhée et du chancre, on a dit : *que les mêmes agens médicamenteux convenaient!* Tout le monde sait aujourd'hui à quoi s'en tenir sur l'emploi des mercuriaux dans le traitement de la blennorrhagie, et lorsque par suite de symptômes secondaires ou de complications, on est forcé d'y avoir recours, il n'est pas sûr, toujours, d'après les raisons données plus haut, qu'on ait eu affaire seulement à une blennorrhagie.

Maintenant peut-on, dans l'hypothèse de ceux qui admettent l'identité de la blennorrhagie et des chancres quant au principe, expliquer les différences de formes et d'effets, par la nature des tissus et de leur sécrétion? Non, car il est évident, comme je l'ai dit plus haut, que les mêmes tissus peuvent être le siége de la blennorrhagie et du chancre, et que, de deux choses l'une, ou bien la matière prétendue virulente reste sans action sur la muqueuse, à cause de l'enduit muqueux qui la défend, ou bien, au contraire, la muqueuse infectée et imprégnée du virus, qui devient une sorte de germe, de levain, sécrète à son tour du virus qui ne saurait naître, ainsi qu'on semble le dire, enveloppé d'une couche muqueuse, et comme *incarcéré dans une capsule de mucus*; car c'est le mucus lui-même qui, dans le cas d'une sécrétion morbide, constitue la matière virulente, et on ne saurait le comparer, lui, résultat d'une action pathologique, à un poison qui n'est pas le produit de l'économie, et qu'on y introduit pur actif, ou atténué, affaibli par les correctifs. D'un autre côté, la sécrétion muqueuse qui continue à se faire alors qu'il y a des chancres, empêche-t-elle l'absorption? Rend-elle le pus du chancre moins actif? Non, sans doute, pas plus qu'elle n'empêche la résorption de la matière cancéreuse dans les canaux des surfaces muqueuses, et cependant les conditions du siége et les fonctions des tissus restent les mêmes, il n'y a donc que la nature de la maladie qui diffère.

En résumé, pour moi, la blennorrhagie diffère du chancre, en ce que dans le chancre, il existe toujours une époque à laquelle l'inoculation est possible, c'est-à-dire, que du pus de chancre porté à l'aide d'une lancette sur un point quelconque de l'économie y donne lieu au développement d'un chancre, identique au premier, tandis que dans la blennorrhagie cela n'est jamais possible. Il faut prendre garde ici, comme quelques personnes l'ont fait, de ne pas confondre les contagions avec ce que j'entends par inoculation.

Enfin, si dans les gonorrhées qu'on a regardées comme identiques aux chancres, et partant, comme étant seules virulentes, nous avions pu prouver par les observations qui précèdent, et que je répète chaque jour à l'hôpital des Vénériens, qu'il y a autre chose qu'une gonorrhée, il s'ensuivrait que le diagnostic de la prétendue gonorrhée virulente, jusqu'alors le plus souvent impossible, deviendrait de la plus grande facilité à l'aide de l'inoculation; car toute gonorrhée, qui de cette manière donnerait lieu à un chancre, serait virulente, parce qu'il existerait quelque part dans les tissus affectés un chancre ou une ulcération de nature chancreuse; tandis que celle qui, pendant toute sa durée, n'aurait jamais rien fourni par l'inoculation, serait incontestablement bénigne, bien qu'elle eût pu, par voie de contagion, donner lieu à une blennorrhagie, chez un autre individu. Si on n'admet pas les conclusions qui précèdent, on est forcé de reconnaître que la blennorrhagie virulente et le chancre syphilitique sont dus à deux virus différens, ce qui n'est pas le plus probable, d'après mes dernières observations.

www.ingramcontent.com/pod-product-compliance
Ingram Content Group UK Ltd.
Pitfield, Milton Keynes, MK11 3LW, UK
UKHW021111290826
14628UKWH00014B/1587